Neelam Vashisth
Parijat Pandey

Situação atual e aspectos futuros no domínio da saúde pública

Neelam Vashisth
Parijat Pandey

Situação atual e aspectos futuros no domínio da saúde pública

ScienciaScripts

Imprint

Cover image: www.ingimage.com

This book is a translation from the original published under ISBN 978-620-6-84343-6.

Publisher:
Sciencia Scripts
is a trademark of
Dodo Books Indian Ocean Ltd. and OmniScriptum S.R.L publishing group

120 High Road, East Finchley, London, N2 9ED, United Kingdom
Str. Armeneasca 28/1, office 1, Chisinau MD-2012, Republic of Moldova, Europe
Printed at: see last page
ISBN: 978-620-8-10401-6

SITUAÇÃO ACTUAL E ASPECTOS FUTUROS NO DOMÍNIO DA SAÚDE PÚBLICA

Editado por

Dr. Neelam Vashisth

M. Farmacêutico, Ph.D.

Professor Assistente

Departamento de Ciências Farmacêuticas,

Universidade de Gurugram, Gurugram -122018,

Haryana, Índia

Dr. Parijat Pandey

M. Farmacêutico, Ph.D., PGDPRA

Professor Assistente

Departamento de Ciências Farmacêuticas,

Universidade de Gurugram, Gurugram -122018,

Haryana, Índia

COLABORADORES

AASTHA SHARMA
Departamento de Ciências Farmacêuticas, Maharshi Dayanand University, Rohtak - 124001, Haryana, Índia
ANJU GOYAL
Faculdade de Farmácia de Chitkara, Universidade de Chitkara, Rajpura - 131302, Punjab Índia
ANITA RANI
Faculdade de Farmácia de Chitkara, Universidade de Chitkara, Rajpura - 131302, Punjab Índia
ANTARA SINGH
Instituto de Saúde Pública de Amity, Universidade de Amity, Noida - 201301, Uttar Pradesh, Índia
DEEKSHA MANCHANDA
Departamento de Ciências Farmacêuticas, Indira Gandhi University, Meerpur, Rewari - 122502, Haryana, **Índia**
HARSHUL SHARMA
Departamento de Saúde Pública, Universidade de Gurugram, Gurugram - 122018, Haryana, Índia
HAWA SINGH
Departamento de Gestão, Universidade de Gurugram, Gurugram - 122018, Haryana, Índia
INDU SHARMA
Instituto de Saúde Pública e Higiene, Nova Deli - 110037, Índia
KOMAL SHARMA
Departamento de Gestão, Universidade de Gurugram, Gurugram - 122018, Haryana, Índia
MAMTA BISHNOI
Departamento de Ciências Farmacêuticas, Universidade de Gurugram, Gurugram - 122018, Haryana, Índia
MANISH MAKHIJA
Departamento de Ciências Farmacêuticas, Indira Gandhi University, Meerpur, Rewari - 122502, Haryana, **Índia**
NAVEEN KUMAR
Departamento de Gestão, Universidade de Gurugram, Gurugram - 122018, Haryana, Índia
NEELAM VASHISTH
Departamento de Ciências Farmacêuticas, Universidade de Gurugram, Gurugram - 122018, Haryana, Índia
NEHA MINOCHA
Instituto de Farmácia Amity, Universidade Amity, Manesar, Gurugram - 122412, Haryana, Índia
NIKITA KHATANA
Departamento de Gestão, Universidade de Gurugram, Gurugram - 122018, Haryana, Índia
PARIJAT PANDEY
Departamento de Ciências Farmacêuticas, Universidade de Gurugram, Gurugram - 122018, Haryana, **Índia**
PAYAL
Departamento de Engenharia Eletrónica e de Comunicações, MERI College of Engineering and Technology, Sampla, Bahadurgarh - 124501, Haryana, Índia
SARIKA DHIR
Departamento de Farmácia, Universidade G. D. Goenka, Gurugram - 122103, Haryana, Índia
RITMO HORA
Departamento de Saúde Pública, Universidade de Gurugram, Gurugram - 122018, Haryana, Índia
RITCHU BABBAR
Faculdade de Farmácia de Chitkara, Universidade de Chitkara, Rajpura - 131302, Punjab Índia
TANWI PRIYA
Departamento de Saúde Pública, Universidade de Gurugram, Gurugram - 122018, Haryana, Índia

BIOGRAFIA DOS EDITORES

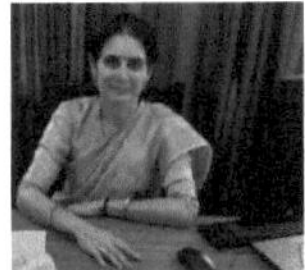

A Dra. Neelam Vashisth trabalha atualmente como Professora Assistente no Departamento de Ciências Farmacêuticas da Universidade de Gurugram, Gurugram. Obteve o seu doutoramento na Universidade Guru Gobind Singh Indraprastha, Nova Deli, em 2016, e o seu mestrado na Universidade Guru Jambheshwar, Hisar, em 2005. A sua área de especialização é a Química Farmacêutica. Tem mais de 18 anos de experiência de ensino. A sua área de investigação é estudos QSAR, Docking Molecular, Síntese de compostos medicinais importantes, actividades antimicrobianas e anticancerígenas, etc. Tem cerca de 25 publicações, incluindo capítulos de livros, trabalhos de investigação e artigos de revisão em várias revistas nacionais e internacionais de renome e uma patente. Apresentou com êxito mais de 20 comunicações orais/pôsteres em várias conferências nacionais e internacionais. Recebeu o prémio de melhor poster na conferência internacional online ISFCON-2021, realizada de 1 a 3 de julho de 2021 na ISF College of Pharmacy, Moga. É membro vitalício de vários organismos nacionais de farmácia, incluindo APTI, IPGA e IJHP, etc.

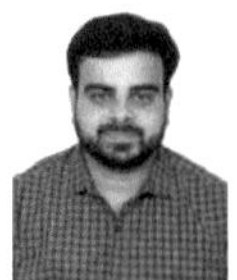

O Dr. Parijat Pandey trabalha atualmente como Professor Assistente de Farmácia no Departamento de Ciências Farmacêuticas da Universidade de Gurugram, Gurugram, Haryana. Obteve o grau de Mestre (Medalhista de Ouro) e de Doutor pelo Departamento de Ciências Farmacêuticas da Universidade Maharshi Dayanand, Rohtak, em 2014 e 2018, respetivamente. Tem mais de 80 publicações, incluindo capítulos de livros, trabalhos de investigação, artigos de revisão em várias revistas indexadas e de impacto e uma patente. Recebeu o Prémio Jovem Cientista-2019 da Organização Internacional de Ciência, Investigação e Desenvolvimento e o Prémio de Excelência em Investigação-2020 do Institute of Scholars, Bangalore.

PREFÁCIO

ESTADO ACTUAL E ASPECTOS FUTUROS NO DOMÍNIO DA SAÚDE PÚBLICA descreve o novo plano para o bem-estar geral na Índia, incorporando o progresso epidemiológico, o progresso demográfico, as mudanças naturais e os determinantes sociais do bem-estar. O trabalho da autoridade pública para afetar o bem-estar da população não se limita à área do bem-estar, mas também a diferentes áreas fora das estruturas do bem-estar. Este livro é uma pesquisa escrita, uma revisão das necessidades gerais de bem-estar na Índia, sua prosperidade, restrições e extensão futura. O reforço do quadro de bem-estar, o avanço do património humano e a construção de limites e orientações no bem-estar geral são regiões significativas dentro da área do bem-estar. O compromisso para com o bem-estar de uma população é igualmente determinado pelos determinantes sociais do bem-estar, como o ambiente quotidiano, a alimentação, a água potável, a esterilização, a escolaridade, o desenvolvimento dos jovens em idade precoce e as medidas de reforma apoiadas pelo governo. Escrito por especialistas na área, este livro aumenta a nossa compreensão sobre os vários desenvolvimentos ocorridos nos diferentes domínios da Saúde Pública. Cada capítulo cobre a introdução básica, a investigação e desenvolvimento avançados e os aspectos futuros. Este livro é composto por seis capítulos. Os autores no Capítulo 1 - "*Um estudo transversal sobre os níveis de ansiedade dos pacientes em relação ao tratamento dentário durante o cenário atual da covid-19*", fornecem os detalhes para avaliar os níveis de ansiedade dos pacientes em relação ao tratamento dentário devido à pandemia da COVID-19 e para avaliar a importância do equipamento de proteção no consultório dentário. O capítulo 2 - "*A cross-sectional study for assessing the psychosocial effects of covid-19 on recovered population*" (*Um estudo transversal para avaliar os efeitos psicossociais da covid-19 na* população *recuperada*) - dá uma ideia dos efeitos psicossociais do isolamento na população recuperada da infeção por COVID-19. No Capítulo 3 - "*Genetic testing and significance of prenatal testing in reducing the burden of genetic disorders and syndromes in neonates*" (*Testes genéticos e importância dos testes pré-natais na redução do peso das doenças e síndromes genéticas em recém-nascidos*), os autores tentaram discutir a importância dos testes genéticos na deteção precoce de doenças e síndromes genéticas durante o período neonatal, quando a criança se encontra na fase embrionária. Capítulo 4 - "*Impacto das práticas de gestão da higiene menstrual na saúde e no ambiente: Review*", discutiu a formulação de uma estratégia de eliminação adequada para atenuar o impacto ambiental, o que poderia ser conseguido através de programas de sensibilização, de incentivos governamentais e de um pré-tratamento antes da eliminação. A disponibilização de comodidades básicas, como luvas, aos recolhedores de materiais recicláveis e aos trabalhadores da conservação, para diminuir o peso das doenças infecciosas. No Capítulo 5 - "*Uma análise crítica da gestão dos resíduos de telemóveis e do impacto dos telemóveis desmantelados no ambiente e na saúde humana*", são abordadas as regras, as orientações, os regulamentos e os métodos para lidar com o impacto dos resíduos de telemóveis. O capítulo 6 - "*Stress management in patient care management through yoga and meditation during COVID-19*" (*Gestão do stress na gestão dos cuidados de saúde dos doentes através do ioga e da meditação durante a COVID-19*) - salienta a importância de verificar a eficácia destas intervenções, dada a frequência com que as pessoas as escolhem como estratégia de autogestão. Estamos gratos a todos os autores que contribuíram para este livro e o tornaram possível. Agradecemos especialmente aos nossos alunos que se empenharam neste livro. Acima de tudo, estamos gratos ao Todo-Poderoso por nos ter proporcionado esta plataforma e por nos ter inspirado a trabalhar arduamente para realizar estes sonhos.

Conteúdo

CAPÍTULO - 1

UM ESTUDO TRANSVERSAL SOBRE OS NÍVEIS DE ANSIEDADE DOS PACIENTES FACE AO TRATAMENTO DENTÁRIO NO ACTUAL CENÁRIO DA COVID-19

HARSHUL SHARMA[1] , RHYTHM HORA[1] , NAVEEN KUMAR[2] , RAVINDER VERMA[3] , TANWI PRIYA[1] , ANJU GOYAL[4] , PARIJAT PANDEY[5*] e NEELAM VASHIST[5*]

[1]Departamento de Saúde Pública, Universidade de Gurugram, Gurugram - 122018, Haryana, Índia

[2]Departamento de Gestão, Universidade de Gurugram, Gurugram - 122018, Haryana, Índia

[3]Departamento de Ciências Farmacêuticas, Universidade Chaudhary Bansi Lal, Bhiwani - 127021, Haryana, Índia

[4]Faculdade de Farmácia de Chitkara, Universidade de Chitkara, Rajpura - 131302, Punjab, Índia

[5]Departamento de Ciências Farmacêuticas, Universidade de Gurugram, Gurugram - 122018, Haryana, Índia

**Autor(es) correspondente(s); E-mail id: neelammsip@gmail.com; parijatpndey98@gurugramuniversity.ac.in*

1.1 Introdução

A doença do coronavírus 2019 foi causada pelo coronavírus 2 da síndrome respiratória aguda grave (SARS-CoV-2), em todo o mundo (W.H.O., 2020). Teve origem em Wuhan, na China, no final de 2019 e, em poucos meses, foi declarada uma pandemia pela Organização Mundial da Saúde (W.H.O., 2021).

O SARS-CoV-2 tem um período de incubação de duas semanas e as suas caraterísticas clínicas incluem tosse, febre, dor de garganta e dispneia. Em alguns casos, foram também registados anosmia, ageusia e diarreia. A via de transmissão do SARS-CoV-2 é principalmente a contaminação por via aérea e por contacto direto(Cao, 2020; Peloso, 2020). A contaminação por via aérea deve-se às gotículas libertadas durante a tosse, os espirros e a expiração. A contaminação por contacto direto deve-se ao contacto com superfícies contaminadas, olhos, nariz e boca (Sheng-Qun-Deng, 2020).

O surto e a difusão da doença SARS-CoV-2 e da COVID-19 provocaram um estado de emergência no sistema de saúde mundial. As autoridades sanitárias de todo o mundo conceberam e introduziram medidas de controlo das infecções para evitar a propagação do vírus e ajudar a controlar a situação de pandemia (Meng *et al.*, 2020). A manutenção de uma boa higiene das mãos e de práticas de desinfeção de todas as superfícies das clínicas dentárias é recomendada pelas associações dentárias nacionais (Cao, 2020) A transmissão do SARS-CoV-2 durante os procedimentos dentários pode, portanto, ocorrer através da inalação de aerossóis/gotas de indivíduos infetados ou do contacto direto com a membrana mucosa, fluidos orais ou instrumentos e superfícies contaminados (Johnson *et al.*, 2019).

No entanto, pouco se sabe sobre os sentimentos e a extensão da ansiedade experimentada pelos pacientes sobre a continuação ou interrupção do tratamento dentário e o impacto resultante. Este estudo tem como objetivo avaliar os níveis de ansiedade dos pacientes em relação ao tratamento dentário devido à pandemia da COVID-19 e avaliar a importância do equipamento de proteção no consultório dentário.

1.2 Objectivos

- Determinar os níveis de ansiedade dos pacientes em relação ao tratamento dentário durante a pandemia de COVID-19.
- Avaliar o grau de importância do equipamento de proteção no consultório dentário.

1.3 Metodologia

Foi realizado um estudo transversal e descritivo de 25th abril de 2021 a 10th maio de 2021. Um inquérito informativo foi distribuído entre os pacientes de duas clínicas dentárias como um link de formulários do Google nas redes sociais. Através de um questionário auto-explicativo, pré-testado e pré-formado, foram recolhidos dados qualitativos e quantitativos.

Foram incluídos os participantes que desejaram participar no estudo. Por fim, foram incluídos 101 inquiridos, que responderam ao questionário.

Através do questionário, os inquiridos foram questionados sobre as variáveis sociodemográficas, que incluíam o género, a idade, o local de residência, a profissão e as habilitações literárias. Além disso, foram inquiridos sobre o seu conhecimento relativamente à pandemia de COVID-19. Para além disso, o questionário da Perturbação de Ansiedade Generalizada (GAD-7) desenvolvido por Spitzer e colegas (Spitzer, 2006) foi utilizado para avaliar os níveis de ansiedade. A escala de Likert foi utilizada para a análise. Os dados foram analisados com recurso ao software SPSS versão 21 através de estatística descritiva para avaliar os objectivos.

1.4 Resultado

1.4.1 Caraterísticas sócio-demográficas dos participantes no estudo

As várias caraterísticas sócio-demográficas dos participantes no estudo estão resumidas na Tabela 1.1.

Tabela 1.1: Caraterísticas sócio-demográficas dos participantes no estudo (n=101)

Variáveis sócio-demográficas	Categorias	Frequência
Género	Masculino	52
	Feminino	49
Idade	11-30 anos	78
	31-50 anos	21
	51 anos ou mais	01
Qualificações académicas	Pós-graduação	35
	Licenciado	59
	12.º passe	04
	10º passe	03
Ocupação	Negócios	10
	Serviço	53
	Estudante	32
	Dona de casa	06

1.4.2 Conhecimento geral dos doentes relativamente à COVID-19

Muitos dos doentes (89,1%) tinham conhecimento das taxas de recuperação dos casos confirmados de COVID-19 na Índia. 68,3% dos inquiridos sabiam que a zaragatoa nasofaríngea era o método correto para a recolha de amostras. 92,1% dos inquiridos sabiam que o teste RT-PCR é o teste padrão para a confirmação da COVID-19. Quando questionados sobre que grupo de pessoas apresentava uma elevada taxa de complicações da COVID-19, 49,5% dos doentes consideraram que os doentes imunocomprometidos são altamente propensos à infeção devido à diminuição da imunidade. A maioria dos pacientes (71,3%) preferiu fazer consultas por telefone a visitar a clínica dentária durante a pandemia de COVID-19. No caso de um paciente ter de visitar a clínica dentária na sequência de uma emergência, 78,3% dos pacientes perguntaram sobre o protocolo de esterilização que estava a ser seguido na clínica durante a pandemia de COVID-19 (Tabela 1.2).

Tabela 1.2: Conhecimento geral dos pacientes sobre a situação da COVID-19 (n=101)

Perguntas	Categorias	Frequência
Tem conhecimento da taxa de recuperação dos casos confirmados de COVID-19 na Índia?	Sim	90
	Não	11
Prefere receber as suas consultas por telefone em vez de se deslocar ao consultório dentário durante a pandemia de COVID-19?	Sim	72
	Não	29
Questiona-se sobre o protocolo de esterilização do consultório dentário antes do início do procedimento dentário durante a pandemia de COVID-19?	Sim	79
	Não	22
Qual das seguintes opções é melhor para verificar a elevada produção de vírus durante a colheita de amostras?	Esfregaço bronco-alveolar	21
	Esfregaço nasofaríngeo	69
	Escarro	11
Qual é o teste padrão para confirmar os casos positivos de covid-19?	Teste RT-PCR	93
	TAC do tórax	04
	Serologia	01
	Radiografia do tórax	03
Qual das seguintes situações apresenta uma elevada taxa de complicações?	Idosos	40
	Doentes imunocomprometidos	50
	Crianças	06
	Adultos	05

1.4.3 Escala GAD-7

O questionário foi respondido por um total de 101 inquiridos, dos quais 49 (48,5%) eram do sexo feminino e 52 (51,5%) do sexo masculino. Com base no questionário GAD 7 e na escala de Likert, os níveis de ansiedade foram divididos em quatro categorias: Categoria I (Nenhuma) com uma pontuação inferior a 5, Categoria II (Ansiedade Ligeira) com uma pontuação de 5-9, Categoria III (Ansiedade Moderada) com uma pontuação de 10-14 e Categoria IV (Ansiedade Grave) com uma pontuação superior a 15 (Figura 1.1). A Tabela 1.3 mostra a frequência e a percentagem de inquiridos nas categorias.

Tabela 1.3: Níveis de ansiedade das categorias de pacientes que visitam clínicas dentárias durante a pandemia de COVID-19

Categoria	Frequência	Percentagem	Percentagem válida	Percentagem acumulada
Categoria I	20	19.8	19.8	19.8
Categoria II	26	25.7	25.7	45.5
Categoria III	40	39.6	39.6	85.1
Categoria IV	15	14.9	14.9	100.0
Total	101	100.0	100.0	

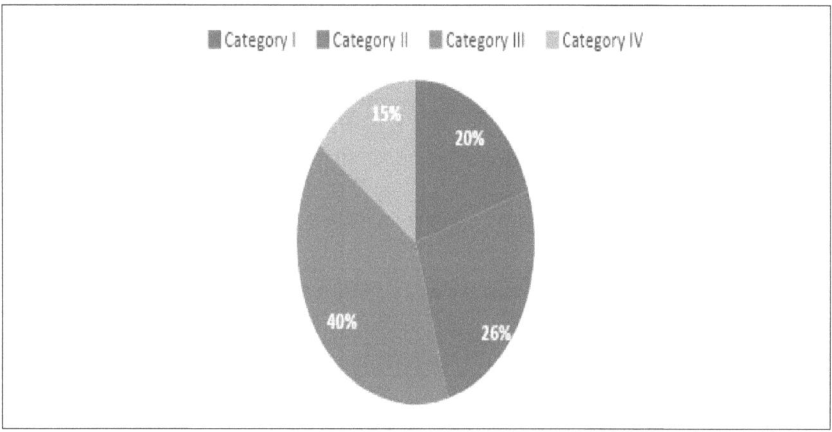

Figura 1.1: Níveis de ansiedade dos pacientes na visita à clínica dentária durante a pandemia de COVID-19

19,8% dos pacientes não mostraram sinais de ansiedade ao visitarem as clínicas dentárias para as suas consultas durante a pandemia de COVID-19, 25,7% dos pacientes apresentavam uma ansiedade ligeira, 39,6% dos pacientes apresentavam uma ansiedade moderada e 14,9% dos pacientes apresentavam uma ansiedade grave.

1.4.4 Classificação da importância do equipamento de proteção na clínica dentária durante a pandemia de COVID-19

A Tabela 1.4 ilustra a importância do equipamento de proteção na clínica dentária durante a pandemia da COVID-19 e a Figura 1.2 mostra a importância do equipamento de proteção utilizado na clínica dentária durante a pandemia da COVID-19.

Tabela 1.4: Mostra a importância do equipamento de proteção na clínica dentária durante a pandemia da COVID-19

Equipamento de proteção na clínica dentária	N	Média	Desvio Std. Desvio	Classificação
Desinfetante na entrada da receção	101	4.109	.9154	1
Luvas cirúrgicas	101	3.911	1.1144	2
Evitar o cruzamento com outros doentes	101	3.713	1.1776	3
Máscaras N95	101	3.713	1.0985	4
Batas de laboratório	101	3.634	1.1724	5
Protectores de pés	101	3.505	1.2777	6
Válido N (Listagem)	101			

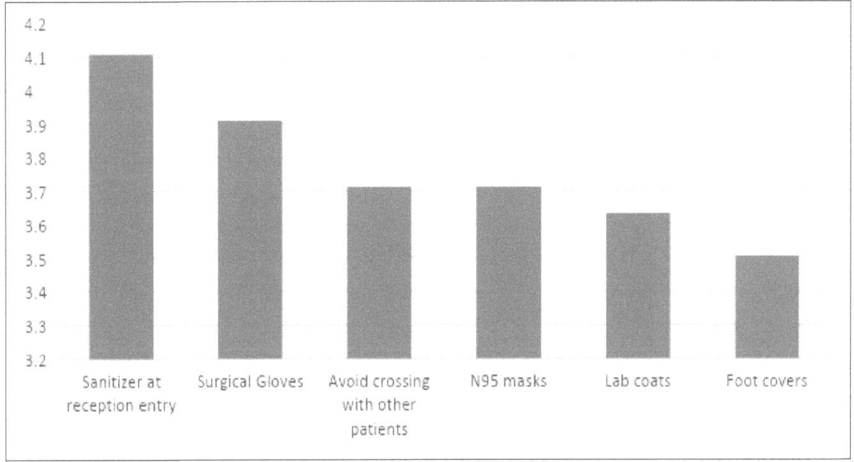

Figura 1.2: A figura representa a importância do equipamento de proteção utilizado na clínica dentária durante a pandemia de COVID-19

Com base nas respostas obtidas, foi dada a maior importância ao desinfetante na entrada da receção da clínica dentária e foi dada a menor importância aos pedilúvios.

1.5 Discussão

Tanto quanto é do nosso conhecimento, não foram realizados estudos anteriores na Índia para estudar os níveis de ansiedade devido à COVID-19. Desde a primeira divulgação de informações sobre o confinamento imposto devido à pandemia de COVID-19, as organizações dentárias nacionais e o governo recomendaram manter as clínicas dentárias encerradas devido ao risco de propagação da infeção por COVID-19.

Este estudo foi realizado com o objetivo de conhecer as preocupações e os sentimentos dos pacientes relativamente à visita a clínicas dentárias durante a pandemia. O nosso estudo está de acordo com outro estudo (Peloso, 2020)que relatou que 28,6% (170/595) relataram sentir ansiedade ao visitar clínicas dentárias para tratamento durante o confinamento devido à pandemia da COVID-19.

O questionário foi distribuído através do modo online e em inglês, o que pode constituir uma barreira para alguns dos participantes no estudo e, por conseguinte, levar a alguma forma de enviesamento. Apesar destas limitações, a principal força do estudo reside na sua tentativa de estudar os níveis de ansiedade entre os pacientes que visitam clínicas dentárias durante a pandemia de COVID-19.

1.6 Conclusão

O estudo dá uma visão do desafio sem precedentes da deterioração das condições de saúde psicológica/mental das pessoas, provocada pela pandemia da COVID-19. A partir do estudo, infere-se que a maioria dos inquiridos que participaram no estudo tem alguns níveis de ansiedade ao visitar estabelecimentos dentários ou ao aceder a tratamento dentário. Além disso, destaca-se a importância do equipamento de proteção necessário nas clínicas dentárias durante a pandemia. Uma vez que os conteúdos noticiosos das redes sociais sobre a aquisição de tratamento dentário durante a pandemia criaram muito pânico entre os pacientes. Assim, se as redes sociais gerarem conteúdos positivos e adequados sobre estratégias de prevenção de infecções durante o tratamento dentário, poderão ajudar a reduzir os níveis de ansiedade dos pacientes.

1.7 Referências

Cao W, Fang Z, Hou G, Han M, Xu X, Dong J, Zheng J. O impacto psicológico da epidemia de COVID-19 em estudantes universitários na China. *Psychiatry Res* 2020; 287: 112934.

Johnson SU, Ulvenes PG, Øktedalen T. Propriedades psicométricas da escala de 7 itens do transtorno de ansiedade geral (GAD-7) em uma amostra psiquiátrica heterogênea. *Front Psychol* 2019; 10: 1713.

Meng L, Hua F, Bian Z. Doença do Coronavírus 2019 (COVID-19): Desafios emergentes e futuros para a medicina dentária e oral. *J Dent Res* 2020; 99(5): 481-487.

Peloso RM, Pini NIP, Sundfeld Neto D, Mori AA, Oliveira RCG, Valarelli FP, Freitas KMS. Como a Quarentena Decorrente da COVID-19 Impacta as Consultas Odontológicas e os Níveis de Ansiedade dos Pacientes? *Braz Oral Res* 2020; 34: e84.

Deng SQ, Peng HJ. Caraterísticas e respostas de saúde pública ao surto da doença de coronavírus 2019 na China. *J Clin Med* 2020; 9(2): 575.

Spitzer RL, Kroenke K, Williams JB, Löwe B. Uma medida breve para avaliar a perturbação de ansiedade generalizada: The GAD-7. Arch Intern Med 2006; 166(10): 1092-1097.

W.H.O., 2021. Acções críticas de preparação, prontidão e resposta para a COVID-19.

W.H.O., 2020. Doença do coronavírus 2019.

CAPÍTULO - 2

UM ESTUDO TRANSVERSAL PARA AVALIAR OS EFEITOS PSICOSSOCIAIS DA COVID-19 NA POPULAÇÃO RECUPERADA

RHYTHM HORA[1] , HARSHUL SHARMA[1] , ANTARA SINGH[2] , NAVEEN KUMAR[3] TANWI PRIYA[1] , NEHA MINOCHA[4] , PARIJAT PANDEY[5*] e NEELAM VASHIST[5*]

[1]Departamento de Saúde Pública, Universidade de Gurugram, Gurugram - 122018, Haryana, Índia a

[2]Instituto de Saúde Pública de Amity, Universidade de Amity, Noida - 201301, Uttar Pradesh, Índia

[3]Departamento de Gestão, Universidade de Gurugram, Gurugram - 122018, Haryana, Índia

[4]Instituto de Farmácia Amity, Universidade Amity, Manesar, Gurugram - 122412, Haryana, Índia

[5]Departamento de Ciências Farmacêuticas, Universidade de Gurugram, Gurugram - 122018, Haryana, Índia

**Autor correspondente; E-mail: neelammsip@gmail.com; parijatpndey98@gurugramuniversity.ac.in*

2.1 Introdução

A COVID-19 é uma doença altamente contagiosa causada pelo coronavírus da síndrome respiratória aguda grave (SARS-Cov-2), uma nova estirpe de coronavírus pertencente à família coronoviridae da ordem Nidovirus (Kumar *et al.*, 2020; Touré *et al.*, 2021). A doença apresenta sintomas variáveis que vão desde febre, dor de garganta, dores no corpo, ageusia, asomnia até sintomas graves como falta de ar e insuficiência respiratória (Hornuss *et al.*, 2020; Struyf *et al.*, 2021). Embora a doença possa afetar qualquer grupo etário, a população idosa, bem como as pessoas com doenças crónicas ou comorbilidades, estão em maior risco (Gupta *et al.*, 2020). A doença propaga-se através de infecções por gotículas ou por contacto humano direto. A doença foi designada COVID-19 pela Organização Mundial de Saúde (OMS), uma vez que o primeiro caso foi identificado na cidade de Wuhan, na China, em dezembro de 2019 (Ghosh *et al.*, 2020; Mohapatra, 2020). Posteriormente, a doença transformou-se numa terrível pandemia mundial que ainda está em curso. O surto de COVID-19 foi declarado como uma emergência de saúde internacional em 30th Jan, 2020 pela OMS (Ghosh *et al.*, 2020; Mohapatra, 2020). Produziu taxas de morbilidade e mortalidade mais elevadas em todo o mundo. Para limitar a propagação e quebrar a cadeia de transmissão da COVID-19, foram tomadas numerosas medidas, como o confinamento das pessoas em casa, o confinamento a nível nacional e a sensibilização da população em geral para a COVID-19 através da adoção de medidas de IEC (Gupta *et al.*, 2020; Harris *et al.*, 2021; Nageshwaran *et al.*, 2021). Embora as estratégias adoptadas tenham reduzido significativamente as taxas de mortalidade e morbilidade, resultaram em níveis mais elevados de medo, stress e ansiedade entre as pessoas, afectando assim o seu bem-estar psicológico e social (Dubey *et al.*, 2020; Serafini *et al.*, 2020). Além disso, o impacto da COVID-19 no bem-estar psicossocial da população afetada ou recuperada foi muito mais significativo (Dyer *et al.*, 2021; Mohapatra, 2020). Assim, neste capítulo, discutiremos o efeito psicossocial na população recuperada da COVID-19.

2.2 Objetivo

- Analisar o efeito psicossocial do isolamento na população recuperada da COVID-19.
- Determinar as possíveis causas da propagação da COVID-19.

2.3 Metodologia

2.3.1 Recolha de dados

Foi realizado um estudo retrospetivo e transversal de 21st de abril de 2021 a 8th de maio de 2021 através da circulação da ligação do formulário do Google nas plataformas das redes sociais. A população-alvo do estudo era constituída pela população recuperada da COVID-19. Os dados qualitativos e quantitativos foram recolhidos através de um questionário auto-explicativo, pré-testado e pré-formado. Os critérios de inclusão incluíram os participantes que desejavam participar no estudo. Finalmente, 100 inquiridos que responderam ao questionário foram incluídos no estudo. Através do questionário, os inquiridos foram questionados sobre as variáveis sociodemográficas, que incluíam o sexo, a idade, a profissão, as habilitações literárias e outras situações gerais relacionadas com a

COVID-19, tais como deduções de rendimentos, perda de emprego na família, etc. Além disso, o questionário de saúde geral (GHQ-12) de Goldberg foi utilizado no questionário para avaliar o efeito psicossocial do isolamento na população recuperada da COVID-19 (Hardy *et al.*, 1999). Para o efeito, foi utilizada a escala de Likert de 0, 1, 2 e 3. Além disso, foram inquiridos sobre a perceção das possíveis causas de propagação da infeção por COVID-19 utilizando uma escala de Likert (1-5).

2.3.2Análise de dados

Os dados foram analisados utilizando o software SPSS versão 21 através de estatísticas descritivas para ilustrar os objectivos. As estatísticas descritivas das variáveis sociodemográficas, das variáveis explicativas gerais relacionadas com a COVID-19 e das variáveis do GHQ-12 são apresentadas sob a forma de frequências e percentagens. Foram gerados quartis para dividir as pontuações do GHQ-12 em 3 categorias, nomeadamente, ligeiro (0-9), moderado (10-18) e grave (acima de 18). Foi realizada uma análise fatorial do GHQ-12 para a disfunção social, a ansiedade/depressão e a perda de confiança, utilizando medidas de tendência central. As respostas à perceção das possíveis causas da infeção por COVID-19 foram recolhidas utilizando a escala de Likert de 1-5, variando entre discordo totalmente e concordo totalmente. Posteriormente, para efeitos de análise, condensámos a escala de Likert em 3 categorias: discordo (1, 2); neutro (3) e concordo (4, 5).

2.4 Resultados

2.4.1 Caraterísticas sócio-demográficas dos participantes no estudo

As várias caraterísticas sócio-demográficas dos participantes no estudo estão resumidas na Tabela 2.1.

Tabela 2.1: Caraterísticas sócio-demográficas dos participantes no estudo (n=100)

Variáveis sócio-demográficas	Categorias	Frequência
Género	Masculino	51
	Feminino	49
Idade	11-30 anos	44
	31-50 anos	35
	51 anos ou mais	21
Qualificações académicas	Pós-graduação	31
	Licenciado	57
	12.º passe	8
	10º passe	4
Ocupação	Negócios	26
	Serviço	35
	Estudante	21
	Dona de casa	18

2.4.2 Situações gerais dos participantes relacionadas com a COVID-19

A maioria dos participantes (83%) referiu não ter havido perda de emprego nas suas famílias durante o período de confinamento devido à COVID-19, embora 49% tenham concordado que houve uma redução do rendimento na sua família durante o período de confinamento. Mais de metade (53%) dos participantes referiu que um membro da família sofre de uma doença crónica. Quase metade das pessoas (51%) afirmou ter ficado um pouco assustada ao descobrir o seu estatuto de pessoa com COVID-19. Quando questionados sobre se receavam que os seus familiares ou as pessoas à sua volta pudessem também estar infectados, 67% afirmaram ter muito medo. 80% das pessoas ficaram isoladas em casa e 20% precisaram de ser hospitalizadas. Durante o isolamento, 62% disseram estar um pouco ansiosos, enquanto 29% se sentiram muito ansiosos. A Tabela 2.2 resume as várias respostas dos participantes às perguntas gerais relacionadas com a COVID-19 que lhes foram feitas.

Tabela 2.2: Situações gerais dos participantes relacionadas com a COVID-19 (n=100)

Perguntas	Categorias	Frequência
Houve alguma perda de emprego na sua família?	Sim	17
	Não	83
Houve alguma dedução de rendimentos na sua família?	Sim	49
	Não	51
Existe algum membro da família que sofra de uma doença crónica (como diabetes, hipertensão, doença renal)?	Sim	53
	Não	47
Tem estado sozinho ou em casa de familiares?	Ficar sozinho	22
	Ficar com a família	78
Tenho medo de descobrir que sou COVID positivo?	Sem medo	17
	Um pouco assustado	51
	Muito assustado	32
Tinha medo de pensar que a família/as pessoas à sua volta também pudessem estar infectadas?	Sem medo	10
	Um pouco assustado	23
	Muito assustado	67
Ficou isolado em casa ou foi hospitalizado?	Isolamento domiciliário	80
	Hospitalizado	20
Qual o seu grau de ansiedade durante o isolamento/ hospitalização?	Não ansioso	9
	Um pouco ansioso	62
	Muito ansioso	29

2.4.3 Possíveis causas percebidas de propagação da COVID-19

A maioria dos participantes (64%) acreditava que a higiene inadequada das mãos era a possível causa da propagação da infeção por COVID-19. Metade deles (51%) também concordou que a não utilização de máscara facial era uma razão. 41% das pessoas discordaram que as reuniões sociais fossem uma razão para a propagação da COVID, enquanto 46% concordaram que era a causa possível. 23% permaneceram neutras quanto à responsabilidade das reuniões religiosas. Quase metade (48%) acredita que a contaminação da superfície não tem qualquer papel na propagação da infeção. 58% concordaram com o facto de a falta de utilização de desinfetante ter um papel a desempenhar (Quadro 2.3). Ao calcular as pontuações totais, verificou-se que a higiene incorrecta das mãos é a causa possível mais elevada de propagação da COVID, sendo a falta de utilização de desinfectantes a segunda causa, embora a utilização de desinfectantes faça parte da própria higiene das mãos. A não utilização de luvas foi a causa menos percebida e a contaminação da superfície a segunda menos percebida.

Tabela 2.3: Possível causa percebida de propagação da COVID-19 (n=100)

Causas	Não concordo	Neutro	De acordo	Pontuação total
Higiene incorrecta das mãos	23	13	64	141
Não utilização de máscara facial	34	15	51	117
Reuniões sociais	41	13	46	105
Reuniões religiosas	38	23	39	101
Reuniões em locais de transporte	44	11	45	101
Contaminação da superfície	48	15	37	89
Falta de utilização de desinfetante	24	18	58	134
Não utilização de luvas	63	19	18	55

2.4.4 Análise do GHQ-12 para o efeito psicossocial do isolamento na população recuperada da COVID-19

Para a nossa população de estudo, a pontuação do GHQ-12 variou entre 8 e 29, sendo que a média foi de 16,75 com um desvio padrão de 3,39. 25% dos participantes tinham uma pontuação GHQ-12 igual ou inferior a 15, 50% tinham uma pontuação igual ou inferior a 16, enquanto 75% tinham uma pontuação igual ou inferior a 18. Em análise, 2% dos participantes apresentaram um efeito psicossocial ligeiro, 75% apresentaram um efeito psicossocial moderado e 23% apresentaram um efeito psicossocial grave , conforme demonstrado na Figura 2.1. As frequências de resposta para as várias perguntas do questionário GHQ-12 são apresentadas na Tabela 2.4.

Tabela 2.4: Perguntas do GHQ-12 e respectivas frequências de resposta, juntamente com a média e o S.D. (n=100)

Perguntas do GHQ-12	Média	S.D.	Frequências de resposta			
			0	1	2	3
Sentir-se razoavelmente feliz	1.95	0.92	9	18	42	31
Sentir-se inútil	0.89	1.03	46	32	9	13
Sentiu-se capaz de tomar decisões	1.88	1.09	18	12	34	36
Concentração perdida	1.09	1.00	34	35	19	12
Sob tensão/estresse	1.19	1.06	31	36	16	17
Capaz de desfrutar de actividades normais	2.03	0.96	10	14	39	37
Não conseguiu superar as dificuldades	0.97	1.01	40	35	13	12
Sentir-se infeliz e angustiado	1.11	1.02	33	37	16	14
Capacidade de enfrentar os problemas	1.83	1.10	18	16	31	35
Sentiu-se capaz de desempenhar um papel útil nas coisas	2.06	0.99	10	16	32	42
Perdeu muito sono	0.89	0.99	44	34	11	11
Perder a confiança em si próprio	0.86	0.96	45	33	13	9

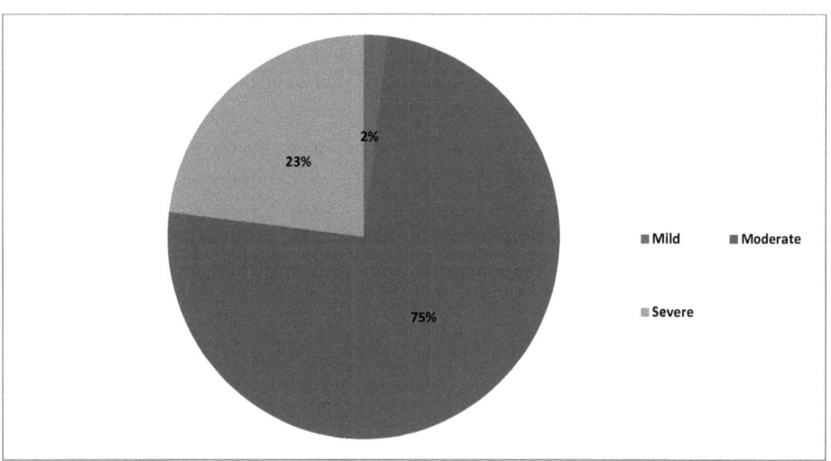

Figura 2.1: Efeito Psicológico Global da População em Estudo (n=100)

2.4.5Análise dos factores do GHQ-12

Na análise dos diferentes factores do questionário GHQ-12, foi encontrada uma pontuação média de 1,75 para a confiança, 4,16 para a depressão e 10,84 para a disfunção social . Os valores das pontuações médias, o ponto de corte e a pontuação máxima possível são apresentados na Tabela 2.5 para os três factores. Ao categorizar os três factores com base nas pontuações medianas, 85% tinham confiança adequada, 77% foram classificados como depressão e 30% como disfunção social, Figura 2.2.

Quadro 2.5: Análise fatorial do GHQ-12

Factores	Média	Valor de corte mediano	Pontuação máxima possível
Confiança	1.75	3	6
Depressão	4.16	6	12
Disfunção social	10.84	9	18

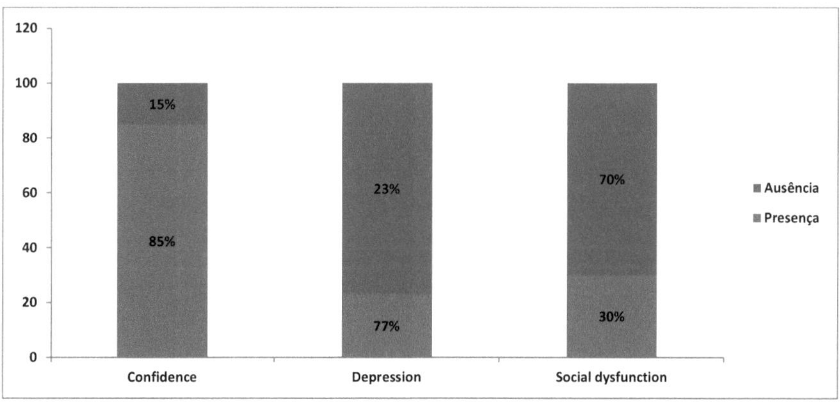

Figura 2.2: Análise Fatorial do GHQ-12 para Presença/Ausência de Confiança, Ansiedade/Depressão e Disfunção Social

2.5 Discussão

Desde o início do confinamento, a importância da saúde mental e do bem-estar tem sido enfatizada por várias organizações e instituições, tanto a nível mundial como nacional. Este estudo foi realizado para identificar os vários desafios psicológicos que os doentes recuperados da COVID-19 tiveram inevitavelmente de enfrentar numa pandemia devido ao isolamento.

O nosso estudo é comparável a outro estudo efectuado por (Kumar *et al.*, 2020) que referiu que 97,6% dos doentes recuperados/recuperados da COVID estavam deprimidos, enquanto neste estudo 77% estavam deprimidos.

As limitações do estudo incluem o facto de o tamanho da amostra ser limitado, o que não permite fazer afirmações generalizadas. O estudo apenas recolhe informações de base sobre os participantes. O questionário foi distribuído através do modo online e em inglês, o que pode constituir uma barreira para alguns participarem no estudo e, por conseguinte, levar a alguma forma de enviesamento.

Apesar destas limitações, a principal força deste estudo reside na sua tentativa de estudar os efeitos psicossociais da COVID-19 em doentes recuperados da COVID-19. Tanto quanto é do nosso conhecimento, não foram efectuados estudos anteriores na Índia para estudar os efeitos psicossociais do isolamento da COVID-19.

2.6 Conclusão

Este estudo fornece um vislumbre dos efeitos psicossociais do isolamento na população recuperada da infeção por COVID-19. Como resultado do estudo, foi observado um profundo sofrimento psicossocial na população recuperada. Este facto pode ser atribuído ao isolamento social, que conduz a uma solidão e a um tédio extremos, bem como aos meios de comunicação social digitais, que geram conteúdos noticiosos que provocam o caos entre as pessoas. Uma vez que a maioria dos participantes referiu alguns níveis de sofrimento psicossocial, é necessário que o governo, os prestadores de cuidados de saúde e os jornalistas dos meios de comunicação digitais criem modelos que possam prevenir ou intervir na crise psicossocial antes que esta dê origem a outra nova pandemia. Isto pode ser conseguido através da implementação de estratégias rigorosas de modificação de comportamentos e do controlo dos meios de comunicação digitais que divulgam conteúdos noticiosos negativos.

2.7 Implicações

A pandemia de COVID-19, uma das catástrofes mundiais mais importantes dos últimos séculos, teve efeitos significativos e de grande alcance nos sistemas de saúde, na economia e nas civilizações. Muitas pessoas morreram ou perderam os seus empregos. Numerosas pessoas pereceram ou perderam os seus empregos. As comunidades e as famílias tornaram-se tensas e fragmentadas. Muitas pessoas manifestaram sofrimento psicológico, bem como sinais de perturbação de stress pós-traumático, ansiedade ou desespero. Além disso, há indícios alarmantes de uma maior prevalência de ideias e acções suicidas, mesmo no sector da saúde. A epidemia de COVID-19, tal como outros problemas contemporâneos, aumentou a urgência de reforçar os serviços de saúde mental a nível mundial. Os efeitos da COVID-19 na saúde mental não devem ser subestimados. Não pode ser banalizado; a adaptação é viável, como afirma a Esenam.

2.8Ambito de aplicação futuro

Este estudo limita-se apenas ao período da COVID-19. Estudos futuros podem centrar-se nos efeitos psicológicos de várias perturbações na saúde da população. As causas e as soluções para este tipo de perturbações perigosas podem ser exploradas em estudos futuros.

2.9 Referências

Dubey S, Biswas P, Ghosh R, Chatterjee S, Dubey MJ, Chatterjee S, Lahiri D, Lavie CJ. Impacto psicossocial do COVID-19. *Diabetes Metab Syndr Clin Res Rev* 2020; 14: 779-788.

Dyer J, Wilson K, Badia J, Agot K, Neary J, Njuguna I, Kibugi J, Healy E, Beima-Sofie K, John-Stewart G, Kohler P. Os efeitos psicossociais da pandemia de COVID-19 nos jovens que vivem com VIH no Quénia Ocidental. *AIDS Behav* 2021; 25: 68-72.

Ghosh A, Nundy S, Mallick TK. Como a Índia está a lidar com a pandemia de COVID-19. *Sens Int* 2020; 1: 100021.

Gupta R, Pal SK, Pandey G. Uma análise exaustiva da situação do surto de COVID-19 na Índia. *BMJ Yale* 2020; 1-18.

Hardy G, Shapiro D, Haynes C, Rick J. Validação do General Health Questionnaire-12: Utilização de uma amostra de trabalhadores dos serviços de saúde de Inglaterra. *Psychol Assessment* 1999; 11(2): 159-165.

Harris RC, Chen Y, Côte P, Ardillon A, Nievera MC, Ong-Lim A, Aiyamperumal S, Chong CP, Kandasamy KV, Mahenthiran K, Yu T-W, Huang C, El Guerche-Séblain C, Vargas-Zambrano JC, Chit A, Nageshwaran G. Impacto da COVID-19 na imunização de rotina no Sudeste Asiático e no Pacífico Ocidental: Disrupções e soluções. *Lancet Reg Health - Pacífico Ocidental* 2021; 10: 100140.

Hornuss D, Lange B, Schröter N, Rieg S, Kern WV, Wagner D. Anosmia em pacientes com COVID-19. *Clin Microbiol Infect* 2020; 26: 1426-1427.

Kumar V, Varshney M, Singh H, Singh A, Baker JS. Um estudo baseado nas redes sociais sobre o impacto psicológico das infecções por COVID-19 em pacientes recuperados e em recuperação. *J Positive School Psychol* 2022; 6(6): 647-654.

Mohapatra SC. Efeito psicossocial da COVID 19 com referência especial à Índia. *Jornal Indiano Prev Soc Med* 2020; 51: 40-43.

Nageshwaran G, Harris RC, Guerche-Séblain CE. Revisão do papel dos grandes dados e das tecnologias digitais no controlo da COVID-19 na Ásia: Interesse da saúde pública *vs.* privacidade. *Digit Health* 2021; 7: 20552076211002950.

Serafini G, Parmigiani B, Amerio A, Aguglia A, Sher L, Amore M. O impacto psicológico da COVID-19 na saúde mental da população em geral. *QJM Int J Med* 2020; 113: 531-537.

Struyf T, Deeks JJ, Dinnes J, Takwoingi Y, Davenport C, Leeflang MM, Spijker R, Hooft L, Emperador D, Dittrich S, Domen J, Horn SRA, Van den Bruel A; Grupo Cochrane COVID-19 Diagnostic Test Accuracy. Sinais e sintomas para determinar se um paciente que se apresenta na atenção primária ou em ambientes ambulatoriais hospitalares tem a doença COVID-19. *Base de dados Cochrane Syst Rev* 2020; 7(7): CD013665.

Touré AA, Camara LM, Magassouba AS, Doumbouya A, Camara G, Camara AY, Loua G, Cissé D, Sylla M, Bereté AO, Beavogui AH. Impactos psicossociais da COVID-19 na população guineense. Um inquérito transversal online. *PLOS ONE* 2021; 16: e0245751.

CAPÍTULO - 3

TESTES GENÉTICOS E IMPORTÂNCIA DOS TESTES PRÉ-NATAIS NA REDUÇÃO DO PESO DAS DOENÇAS E SÍNDROMES GENÉTICAS NOS RECÉM-NASCIDOS

RHYTHM HORA[1] , HARSHUL SHARMA[1] , RITCHU BABBAR[2] , ANITA RANI[3] , SARIKA DHIR[4] , MAMTA BISHNOI[5] , PARIJAT PANDEY[5*] e NEELAM VASHIST[5*]

[1]Departamento de Saúde Pública, Universidade de Gurugram, Gurugram - 122018, Haryana, Índia

[2]Departamento de Ciências Farmacêuticas, Universidade de Chitkara, Rajpura - 140401, Punjab, Índia

[3] Faculdade de Farmácia de Chitkara, Universidade de Chitkara, Rajpura, Chandigarh - 160009, Índia

[4] Departamento de Farmácia, Universidade G. D. Goenka, Gurugram - 122103, Haryana, Índia

[5]Departamento de Ciências Farmacêuticas, Universidade de Gurugram, Gurugram - 122018 Haryana, Índia

**Autor correspondente; E-mail: neelammsip@gmail.com; parijatpandey98@gurugramuniversity.ac.in*

3.1 Introdução

A genética refere-se ao estudo do padrão de herança das unidades hereditárias, nomeadamente os genes, de uma geração para outra. É o quadro genético de um organismo que torna uma pessoa única e distinta. Ao longo da evolução da genética, de um conceito teórico para uma versão mais científica, foram incorporadas numerosas experiências. O conceito teórico da genética baseia-se nas teorias da evolução (Darwin, 1859; Durmaz *et al.*, 2015; Mandal, 2019). O conceito tomou um rumo científico com as experiências realizadas por Gregor Mendel com ervilhas (*Pisum sativum*) em meados do século XIX. A sua investigação explicou os princípios básicos da hereditariedade ou herança, que se referem à transferência de traços ou caraterísticas (o material genético) dos pais para a descendência (Durmaz *et al.*, 2015; Ferguson, 2015; Gayon, 2016). [th]Com o desenvolvimento da teoria cromossómica da herança por T.H. Morgan no início do século XX, os cromossomas foram identificados como o material genético da herança mendeliana. Os cromossomas são estruturas semelhantes a fios, localizadas no interior do núcleo da célula, que contêm a unidade estrutural e funcional da hereditariedade, designada por genes, disposta linearmente nos mesmos (Sutton, 1903). O ser humano normal possui 23 pares de cromossomas, incluindo 22 pares de cromossomas autossómicos e um par de cromossomas sexuais, designados XX para as mulheres e XY para os homens (Morgan *et al.*, 1991; Ferguson, 2015; Gayon, 2016; Mandal, 2019).

Estes cromossomas apresentam-se sob a forma de pares homólogos que se segregam e se classificam independentemente durante o processo de formação dos gâmetas. Além disso, os gâmetas que contêm um número haploide de cromossomas de cada um dos dois progenitores (macho e fêmea) fundem-se para produzir descendentes com um número diploide de cromossomas durante o processo de fertilização (Griffiths *et al.*, 2000; Crow e Crow, 2002).

Esta teoria cromossómica da hereditariedade orientou o aparecimento do conceito de citogenética, que se ocupa do estudo da estrutura e das propriedades dos cromossomas e dos seus padrões de comportamento durante a divisão das células somáticas e germinativas, que ocorre na altura da mitose e da meiose, respetivamente. A teoria incluía também o estudo dos factores determinantes das variações genéticas devidas a alterações nos cromossomas e nos genes, explicando assim, pela primeira vez, as aberrações e anomalias cromossómicas designadas por mutação (Kannan e Zilfalil, 2009). Estas mutações propagaram o desenvolvimento de doenças e síndromes genéticas num organismo, que podem levar a perturbações no funcionamento normal de uma pessoa ou podem também pôr a vida em risco. No final do século XX, o material genético, que foi identificado por Frederick Griffith, foi explicado através de uma estrutura por Watson & Crick e é, por isso, conhecido como o pai do ADN (ácido desoxirribonucleico), que tem uma estrutura de dupla hélice e é composto por um açúcar ribose, bases azotadas (purina-adenina, guanina e pirimidinas-citosina e tiamina). Os genes foram agora identificados como o segmento de ADN constituído por um nucleótido que codifica uma proteína (Avery, 1994; Durmaz *et al.*, 2015; Ferguson, 2015; Gayon, 2016; Mandal, 2019). [st]O início do século XXI contribuiu para inúmeros avanços tecnológicos no domínio da genética e da investigação, incluindo a biologia molecular, a tecnologia do ADN recombinante e os estudos biotecnológicos (Durmaz *et al.*, 2015; Gayon, 2016; Mandal,

2019). Esses avanços exorbitantes no campo da genética navegaram até aos sectores clínicos, especificamente com o advento dos testes genéticos. Neste capítulo, centrar-nos-emos principalmente na importância dos testes genéticos para a deteção precoce de doenças e síndromes genéticas durante o período neonatal, quando a criança se encontra na fase embrionária.

3.2 Testes genéticos

Os testes genéticos são a análise do quadro genético de um indivíduo para identificar a mutação, o estado de portador da mutação, o risco associado à ocorrência de qualquer doença ou perturbação e a probabilidade de herança para a geração seguinte. Ao fazê-lo, o ADN humano, os cromossomas, os genes e as proteínas são analisados para detetar qualquer alteração nos genótipos, fenótipos ou cariótipos de um organismo que possa estar associada a perturbações genéticas ou a doenças que contribuam para as síndromes (Pagon e Hanson, 2001; McPherson, 2006).

As doenças genéticas são causadas por uma mutação nos genes ou nos cromossomas de um indivíduo, enquanto as síndromes são um conjunto reconhecível de sintomas complexos e achados físicos que indicam uma doença específica que não está sujeita a uma patogénese única. A mutação é a alteração permanente do cromossoma ou da sequência de ADN que constitui um gene. As mutações podem ser recessivas ou dominantes. A mutação recessiva exige que ambos os alelos de um gene sejam alelos mutantes para que a expressão fenotípica mutante se manifeste, e pode ser observada num indivíduo homozigótico que possua ambos os alelos idênticos de um gene. Pelo contrário, a mutação dominante requer que um alelo mutante e o outro alelo normal sejam expressos na expressão fenotípica mutante e pode ser observada no indivíduo heterozigótico portador de dois alelos diferentes de um gene em que um é dominante e outro é recessivo (Lodish *et al.*, 2000).

3.2.1 Fases dos testes genéticos

Os testes genéticos podem ser efectuados na fase gamética, uma vez que a predisposição genética para qualquer doença está presente nos gâmetas ou imediatamente no zigoto após a conceção. Também pode ser efectuado nos embriões na fase primitiva, no feto durante a gravidez, nos recém-nascidos, bem como na infância e na idade adulta (Andrews *et al.*, 1994).

3.2.2 Significado dos testes genéticos

A razão de ser dos testes genéticos é excluir a possibilidade de doenças genéticas nos fetos e nos adultos antes da ocorrência de sintomas, prever a perspetiva de ocorrência de doenças genéticas nos filhos de pais portadores de determinadas doenças e confirmar o diagnóstico de uma doença genética numa pessoa depois de os sintomas terem aparecido para tratamento médico. Os testes genéticos também ajudam a determinar os pais biológicos de uma criança através de testes de ADN (AMA, 2021).

3.2.3 Métodos de ensaio genético

Os testes genéticos incorporam a utilização de várias técnicas ou métodos, dependendo do tipo de anomalia que está a ser detectada, como a análise de cromossomas, moléculas de ADN ou proteínas, para os quais a amostra é colhida de linfócitos do sangue periférico (especificamente linfócitos T, uma vez que podem ser facilmente recolhidos do sangue), líquido amniótico, fibroblastos da pele em cultura e medula óssea (Andrews *et al.*, 1994). Estas técnicas/métodos podem ser classificadas, em termos gerais, em três categorias principais, como na Figura 3.1.

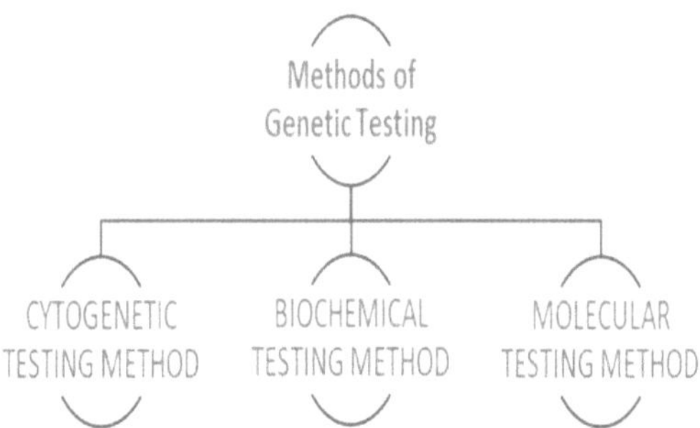

Figura 3.1: Métodos de teste genético

3.2.3. 1Método de ensaio citogénico

Envolve o exame dos cromossomas para analisar as anomalias na sua estrutura. A análise cromossómica pode ser efectuada de forma clara e adequada nas células humanas em divisão presentes no sangue periférico que contém linfócitos T de leucócitos (glóbulos brancos). A análise citogenética pode também ser efectuada nas células obtidas de outros tecidos, como o líquido amniótico, a medula óssea, etc. A FISH (hibridação fluorescente in situ) é a técnica habitualmente utilizada para detetar a anomalia presente no cromossoma através da pintura fluorescente de todo o cromossoma ou de segmentos ou partes do cromossoma. Esta técnica pode efetivamente desmascarar a presença ou ausência de pequenas deleções, inserções, duplicações, translocações nos cromossomas ou nos seus segmentos. Por exemplo, o teste FISH é utilizado adequadamente para excluir as deleções cromossómicas associadas à síndrome pediátrica, como a síndrome de DiGeorge causada pela deleção de uma porção do cromossoma 22, a síndrome de Down causada pela trissomia do cromossoma 21, etc. (Alliance, 2010; Durmaz *et al.*, 2015).

3.2.3.2 Método bioquímico de ensaio

O método de teste genético bioquímico é utilizado na análise de proteínas ou enzimas que podem levar a alterações na composição genética do corpo, que resultam em doenças genéticas metabólicas e podem causar defeitos congénitos nas crianças. Por isso, estas doenças genéticas metabólicas que ocorrem devido a alterações bioquímicas são designadas por "erros inatos do metabolismo". Estes testes podem ser efectuados em amostras que contêm proteínas, como as amostras de sangue, urina, líquido amniótico ou líquido cefalorraquidiano (LCR). Para a deteção de metabolitos, podem ser utilizadas técnicas como a cromatografia líquida de alta eficiência (HPLC), a cromatografia gasosa/espetrometria de massa (GC/MS) e a espetrometria de massa em tandem (MS/MS). Por exemplo, a doença de Tay Sachs é causada pela ausência da enzima β-hexosaminidase A, que ajuda na decomposição de substâncias gordas que destroem as células nervosas presentes no cérebro e na espinal medula (Filho, 2004; Aliança, 2010).

3.2.3.3 Método molecular de ensaio

O método de teste molecular é utilizado na análise direta do ADN, ajudando assim a determinar as alterações ou mutações ao nível do gene. Este é considerado o método mais eficaz, especialmente quando a função da proteína não é conhecida. Este teste pode ser efectuado em qualquer amostra de tecido, como sangue, esfregaço bucal obtido do interior das bochechas, fios de folículos capilares com as raízes intactas. Existem várias técnicas de teste molecular, como a sequenciação direta do ADN, o teste de ligação, os ensaios baseados na reação em cadeia da polimerase (PCR) e a hibridação, que podem ser utilizados de forma eficiente e eficaz para diagnosticar as doenças genéticas, entre as quais a PCR é a técnica mais utilizada. Por exemplo, uma doença autossómica recessiva, nomeadamente a anemia falciforme, é causada por mutação pontual ou mutação genética na cadeia beta da hemoglobina(Alliance, 2010; Durmaz et al., 2015).

3.3 Tipos de testes genéticos

3.3.1 Teste de diagnóstico

Este teste é utilizado para diagnosticar uma suspeita de doença genética ou para confirmar uma doença genética conhecida num indivíduo sintomático. O teste também pode ser utilizado para monitorizar o prognóstico da doença e na avaliação da eficácia do tratamento. Este teste pode ser efectuado em qualquer altura da vida de um indivíduo, mas não é aplicável a todas as doenças genéticas. Por exemplo - a distrofia muscular de Duchenne (DMD), para a qual a biópsia muscular era o teste de eleição para confirmar o diagnóstico, foi agora substituída por um teste de ADN, uma vez que se verifica que cerca de 70% dos rapazes com DMD têm uma deleção ou uma duplicação do gene *DMD*. A amostra necessária para o teste de ADN é uma única amostra de sangue, o que é seguro e económico (Pagon e Hanson, 2001; Alliance, 2010).

3.3.2 Teste de transportadora

Este teste é aplicado para a identificação de indivíduos portadores de uma cópia de uma mutação genética para uma doença que pode ser autossómica recessiva ou recessiva ligada ao sexo. Estas mutações genéticas são herdadas pela geração seguinte devido à hereditariedade. Por isso, o teste pode ser útil para casais que são ambos identificados como portadores e pode resultar na doença genética dominante numa criança nascida do seu acasalamento. Por exemplo: anemia falciforme, fibrose cística (FC), doença de Tay-Sachs, hemofilia, síndroma do X frágil e DMD (Andrews *et al.*, 1994; Pagon e Hanson, 2001; Alliance, 2010).

3.3.3 Testes genéticos preditivos ou predisponentes ou pré-sintomáticos

Este teste determina a doença genética associada à mutação genética num indivíduo com risco acrescido de a desenvolver antes do aparecimento dos sintomas. Por exemplo, a doença de Huntington, em cancros como o cancro da mama, a leucemia, etc. (Bove, 1997; Pagon e Hanson, 2001; Alliance, 2010).

3.3.4 Testes de pré-implantação

Este é um teste especializado que é utilizado na seleção de embriões precoces que são produzidos como parte da fertilização in vitro (FIV) antes da sua implantação no útero da mulher. O teste pode ajudar a reduzir o risco de doenças genéticas na criança (Pagon e Hanson, 2001).

3.3.5 Rastreio neonatal

Este teste é efectuado após o nascimento para identificar as doenças genéticas no início da vida de um recém-nascido, o que ajuda na intervenção da doença antes de os sintomas aparecerem ou pode ajudar a minimizar a gravidade da doença. O teste é efectuado em quase todos os recém-nascidos nos EUA e as amostras de sangue são colhidas em *pontos de* papel de filtro com uma picada no calcanhar do recém-nascido 24-48 horas após o nascimento para o diagnóstico de vários erros inatos do metabolismo. Por exemplo, fenilcetonúria (PKU), hipotiroidismo congénito (Andrews *et al.*, 1994; Alliance, 2010).

3.3.6 Testes forenses

Este teste emprega a utilização de sequências de ADN na identificação de indivíduos para fins legais. Pode também ser utilizado para responder a questões relacionadas com a paternidade de um indivíduo. O teste não exclui indivíduos em risco para qualquer doença genética (Alliance, 2010).

3.3.7 Testes pré-natais

O teste identifica quaisquer alterações nos genes ou cromossomas do feto durante a gravidez que pareçam estar associadas a um risco acrescido de desenvolvimento de doenças genéticas. Os factores de risco de doenças genéticas incluem a idade materna avançada de 35 anos ou mais, a história familiar de doenças genéticas, os pais portadores da doença genética diagnosticada *através do* teste de portador ou um relatório de ecografia anormal.

Existe uma vasta gama de procedimentos de testes pré-natais enumerados no Quadro 3.1, que vão desde o teste de triagem tripla, realizado através do rastreio do soro materno, a procedimentos invasivos que incluem a amniocentese (realizada *através de* uma colheita de amostras do saco amniótico) e a amostragem de vilosidades crónicas (realizada *através de* uma colheita de vilosidades crónicas, que são projecções da placenta), até aos procedimentos mais especializados e amplamente utilizados, como a biópsia placentária e a cordocentese (colheita de amostras de veias sanguíneas periumbilicais), que são realizados para detetar as doenças genéticas no período pré-natal. Estes procedimentos de teste pré-natal são geralmente efectuados nos Estados Unidos por obstetras como parte dos cuidados pré-natais durante a gravidez (Andrews *et al.*, 1994; Pagon e Hanson, 2001; Alliance, 2010).

Quadro 3.1: Procedimentos **dos testes pré-natais**

Nome do procedimento de teste pré-natal	Tempo para o teste durante a gravidez	Risco de aborto
Amostragem de vilosidades coriónicas	11-14 semanas	~1%
Amniocentese	15-17 semanas	0.5 %-1 %
Biopsia da placenta	15 semanas	~1%
Cordocentese	16-20 semanas	~1 %
Biópsia fetal	A partir das 20 semanas	-

*(Wieacker e Steinhard, 2010)

Os testes pré-natais estão disponíveis para uma variedade de doenças e síndromes genéticas, incluindo a síndrome de Down, as síndromes de Turner, a fibrose quística, a doença das células falciformes, as doenças cromossómicas ligadas ao sexo, como a hemofilia, a doença de Tay-Sachs, a doença de Huntington, etc. Algumas destas doenças genéticas podem causar atraso mental grave e mortes prematuras, enquanto outras não causam quaisquer problemas de saúde mental, mas podem afetar as actividades diárias, resultar em deterioração física e encurtar o tempo de vida. Além disso, o rastreio da alfa-fetoproteína sérica materna (MSAFP), que é uma simples análise ao sangue, é cada vez mais efectuado em mulheres grávidas, para excluir quaisquer malformações fetais defeituosas, como defeitos do tubo neural (espinha bífida), defeitos cardíacos congénitos, etc. Por conseguinte, se estas doenças forem diagnosticadas antes do nascimento da criança, podem revelar-se de grande importância para os pais e para toda a raça humana, uma vez que o peso das doenças genéticas está a aumentar rapidamente nos dias de hoje (Andrews *et al.*, 1994).

3.4 Peso das doenças e síndromes genéticas nos recém-nascidos

O peso das doenças e síndromes genéticas tem mostrado uma grande amplificação nas suas tendências em todo o mundo, estimando-se em cerca de 5,3% nos recém-nascidos e cerca de 7,94% incluindo malformações ou anomalias congénitas (Verma, 2015). A sua prevalência é mais acentuada nos países em desenvolvimento, como a Índia, e nos países ocidentais, onde os testes genéticos pré-natais são efectuados como parte dos procedimentos de diagnóstico da gravidez. A frequência de prevalência de algumas doenças genéticas na Índia é de cerca de 21 400 crianças nascidas com síndrome de Down, 5 200 com anemia falciforme, 9 760 com doenças dos aminoácidos, 9 000 com talassemia e cerca de 4 95 000 com malformações congénitas todos os anos (Verma, 2000). A razão para o aumento dos números relativos às doenças genéticas na Índia é o facto de os casamentos consanguíneos serem mais comuns entre os indianos do sul e os muçulmanos do norte da Índia, o que explica a tendência destas doenças genéticas. O peso de algumas doenças genéticas, síndromes e malformações congénitas comuns em recém-nascidos em todo o mundo, bem como na Índia, é apresentado no Quadro 3.2.

Quadro 3.2: Peso de algumas doenças genéticas, síndromes e malformações congénitas em recém-nascidos

Nome da perturbação	Tipo de perturbação	Fardo da perturbação	Referências
Síndrome de Down (Trissomia 21)	Perturbação cromossómica (Autossómica Recessiva)	1: 319 - 1:000 nados-vivos (a nível mundial) 1:1150 (Índia)	Verma, 2015; Akhtar, 2018
Doença de Tay Sach	Perturbação metabólica (Autossómica Recessiva)	1:1,00,000 (a nível mundial)	Lew, 2015; Ramani e Parayil, 2020
Anemia falciforme	Doença hematológica (Autossómica Recessiva)	1:13 nados-vivos afro-americanos	Mangla *et al.*, 2022
Hemofilia	Perturbação cromossómica/hematológica (Recessivo ligado ao X)	1:10.000 (a nível mundial)	Mehta e Reddivari, 2020
Fenilcetonúria	Perturbação metabólica (Autossómica Recessiva)	1:2495 (Índia) 1:15.000 (EUA)	VVerma, 2015; Stone e Basit, 2020
Síndrome do X-frágil	Perturbação cromossómica (X-Linked Dominante)	1:4000 (homem) 1:8000 (mulheres)	Stone e Basit, 2020
Deficiência de G-6-Fosfatase	Perturbação metabólica (Recessivo ligado ao X)	1:1,00,000	Froissart, 2011
Talassemia	Perturbação cromossómica (Autossómica Recessiva)	4,4/10.000 nados-vivos (a nível mundial) 1,2:1000 nados-vivos (Índia)	Colah, 2017; Smith e Khamphikham, 2018
Defeito cardíaco congénito	Malformação congénita	9:1000 nados-vivos (a nível mundial) 19.4:1000 (Índia)	Bharadwaj, 2014; Menillo, 2020
Defeitos do tubo neural (Espinha Bífida)	Malformação congénita	1,67:1000 (a nível mundial) 4:1000 (Índia)	Githuku, 2014; Verma, 2015; Endalifer e Diress, 2020
Fendas orofaciais	Malformação congénita	1,5:1000 nados-vivos (a nível mundial) 1,3:1000 nados-vivos (Índia)	Allam *et al.*, 2014; Allagh, 2015; Vyas, 2020

Agora, uma vez que a magnitude do fardo das doenças genéticas é extremamente elevada, esta é uma questão de grande preocupação, no que se refere à saúde pública. Por conseguinte, há uma necessidade intensa de chamar a atenção para a questão das doenças genéticas, criando assim uma consciência sobre a importância dos testes pré-natais, em resultado dos quais o fardo pode ser minimizado em grande medida.

3.5 Questões relacionadas com os testes pré-natais

Os testes pré-natais colocam inúmeros desafios, especialmente em países em desenvolvimento como a Índia. Em primeiro lugar, as lacunas no conhecimento e na consciencialização das pessoas sobre a importância dos testes pré-natais são altamente evidentes, o que acaba por criar grandes questões éticas. Em segundo lugar, os procedimentos dos testes pré-natais têm um potencial mínimo de incerteza na avaliação do risco fetal, o que leva a pequenas probabilidades de aborto. Em terceiro lugar, o teste em si apresenta algumas limitações na sua capacidade de interpretar os resultados, que podem nem sempre ser exactos, especialmente no caso de doenças genéticas raras ou na identificação de anomalias fetais múltiplas (Farrell, 2018a; Johnson et al., 2019). Em quarto lugar, os testes genéticos pré-natais são caros e não estão cobertos por seguros em muitos países em desenvolvimento, criando também barreiras socioeconómicas. Em quinto lugar, os procedimentos de diagnóstico pré-natal são sensíveis à técnica; por conseguinte, exigem a disponibilidade de profissionais de saúde bem treinados e qualificados e uma estrutura laboratorial de alta qualidade, que não existe na Índia. Por último, os testes pré-natais têm apresentado uma enorme necessidade de aconselhamento genético e a falta deste tem sido um grande obstáculo à realização de tais testes (Farrell, 2018b; Johnson *et al.*, 2019).

3.6 Aconselhamento genético

O aconselhamento genético é um instrumento que permite comunicar com os pacientes e as suas famílias sobre a importância dos testes genéticos, permitindo-lhes assim utilizar eficazmente a informação genética e tomar decisões autónomas. O aconselhamento genético é prestado por conselheiros genéticos qualificados e formados, que servem como reservatório central de conhecimentos e informações sobre doenças ou síndromes genéticos. Por outras palavras, o conselheiro genético é um perito em genética que pode complementar como componente integral da equipa de cuidados de saúde. O conselheiro genético deve ser capaz de desempenhar um vasto leque de funções, desde a educação dos doentes e das suas famílias, reduzindo os níveis de ansiedade em relação aos testes genéticos pré-natais, até aos seus ajustamentos psicossociais em relação ao seu estatuto genético. Por isso, devem ser incorporados no sistema de saúde como uma joia inestimável e insubstituível, pois podem dar um grande contributo para minimizar o peso das doenças e síndromes genéticas no país, encorajando os pacientes a fazer testes genéticos pré-natais (Alliance, 2010; Skirton e Cordier, 2015; Patch e Middleton, 2018).

3.7 Conclusão

Apesar do grande potencial dos procedimentos de teste genético para revolucionar as ciências médicas e constituir um ponto de viragem crucial nos serviços de cuidados de saúde, estes ainda se encontram numa fase embrionária em numerosos países em desenvolvimento de todo o mundo, incluindo a Índia. Além disso, os procedimentos de testes genéticos pré-natais, que podem reduzir imensamente o peso das doenças e síndromes genéticas, incluindo as malformações congénitas, colocaram vários desafios. Estes desafios foram abordados de forma compreensível e requerem uma atenção considerável. Em primeiro lugar, os conselheiros genéticos com formação e os profissionais de saúde especializados em genética que integram a equipa de cuidados de saúde são os pré-requisitos que têm de ser bem assegurados no sistema de saúde. Em segundo lugar, o estabelecimento de laboratórios de alta qualidade para estes procedimentos de teste genético sensíveis à técnica também deve ser encorajado pelo governo, uma vez que os centros de teste genético são muito limitados na Índia. Em terceiro lugar, há uma necessidade significativa de sensibilizar as pessoas, esclarecendo-as sobre a importância dos procedimentos de testes genéticos pré-natais. Em quarto lugar, os testes pré-natais devem ser incorporados como parte dos procedimentos de rotina de rastreio da gravidez, numa tentativa de garantir nascimentos saudáveis e seguros. Por último, é necessário resolver os obstáculos económicos para que os testes sejam acessíveis também a pessoas com um estatuto socioeconómico baixo. Além disso, os procedimentos de teste genético podem ser cobertos pelos seguros de saúde, como acontece em países desenvolvidos como os EUA. As sugestões foram feitas como uma tentativa de ajudar a reduzir o peso das doenças e síndromes genéticas no nosso país.

3.8 Referências

Akhtar F. Down Syndrome (Trisomy 21). https://www.ncbi.nlm.nih.gov/books/NBK526016/?report=printable (Acedido em 25th abril 2023).

Allagh KP, Shamanna BR, Murthy GV, Ness AR, Doyle P, Neogi SB, Pant HB, Wellcome Trust- PHFI Folic Acid Project Team. Birth Prevalence of neural Tube Defects and Orofacial Clefts in India (Prevalência à nascença de defeitos do tubo neural e fendas orofaciais na Índia): A Systematic Review and Meta-Analysis (Uma revisão sistemática e meta-análise). *PLoS One* 2015; 10(3): e0118961.

Allam E, Windsor L, Stone C. Cleft Lip and Palate: Etiologia, Epidemiologia, Estratégias Preventivas e de Intervenção. *Anat Physiol* 2014; 4: 1-6.

Alliance G. Understanding Genetics: Um Guia do Distrito de Columbia para Pacientes e Profissionais de Saúde, 2010.

Testes genéticos - Associação Médica Americana. Disponível em https://www.ama-assn.org/delivering-care/precision-medicine/genetic-testing (Acedido em 1st junho 2023).

Andrews LB, Fullarton JE, Holtzman NA, Motulsky AG. Genetic Testing and Assessment, Assessing Genetic Risks: Implications for Health and Social Policy. National Academies Press (EUA), 1994.

Avery OT, Macleod CM, McCarty M. Studies on the Chemical Nature of the Substance Inducing Transformation of Pneumococcal Types: Indução da transformação por uma fração de ácido desoxirribonucleico isolada de Pneumococcus tipo III. *J Exp Med* 1944; 79(2): 137-158.

Bharadwaj R, Rai SK, Yadav AK, Lakhotia S, Agarwal D, Kumar A, Mohapatra B. Epidemiologia da doença cardíaca congénita na Índia. *Congenital Heart Dis* 2014; 10(5): 437-446.

Bove KE. Diretrizes Práticas para a Patologia da Autópsia: A Autópsia Perinatal e Pediátrica. Comité de Autópsia do Colégio de Patologistas Americanos. *Arch Pathol Lab Med* 1997; 121(4): 368-376.

Colah R. Burden of Thalassemia in India: O roteiro para o controlo. *Pediatr Hematol Oncol J* 2017; 2(4): 79-84.

Crow EW, Crow JF. 100 Years Ago: Walter Sutton e a Teoria do Cromossoma da Hereditariedade. *Genetics* 2002; 160: 1-4.

Darwin C. A Origem das Espécies. 1859; 6: 570.

Durmaz AA, Karaca E, Demkow U, Toruner G, Schoumans J, Cogulu O. Evolution of Genetic Techniques: Past, Present, and Beyond. *Biomed Res Int* 2015; 2015: 461524.

Endalifer M., Diress G. Epidemiologia, factores predisponentes, biomarcadores e mecanismos de prevenção da obesidade: Uma Revisão Sistemática. *J Obes* 2020; 2020: 6134362.

Farrell RM, Allyse MA. Key Ethical Issues in Prenatal Genetics: Uma visão geral. *Obstet Gynecol Clin North Am* 2018; 45(1): 127-141.

Ferguson-Smith MA. História e evolução da citogenética. *Mol Cytogenet* 2015; 8: 19.

Fernandes Filho JA, Shapiro BE. Doença de Tay-Sachs. *Arch Neurol* 2004; 61(9): 1466-1468.

Froissart R, Piraud M, Boudjemline AM, Vianey-Saban C, Petit F, Hubert-Buron A, Eberschweiler PT, Gajdos V, Labrune P. Deficiência de glicose-6-fosfatase. *Orphanet J Rare Dis* 2011; 6: 27.

Gayon J. From Mendel to Epigenetics: History of Genetics. *C R Biol* 2016; 339(7-8): 225-230.

Githuku JN, Azofeifa A, Valencia D, Ao T, Hamner H, Amwayi S, Gura Z, Omolo J, Albright L, Guo J, Arvelo W. Avaliação da Prevalência de Espinha Bífida e Encefalocele num Hospital do Quénia de 2005 a 2010: Implicações para um Sistema de Vigilância de Defeitos do Tubo Neural. *Pan Afr Med J* 2014; 18: 60.

Griffiths AJ, Miller JH, Suzuki DT, Lewontin RC, Gelbart WM. Mendel's Experiments, In: An Introduction to Genetic Analysis. 2000; 7th Edition. WH Freeman.

Johnson SU, Ulvenes PG, Øktedalen T. Propriedades psicométricas da escala de 7 itens do transtorno de ansiedade geral (GAD-7) em uma amostra psiquiátrica heterogênea. *Front Psychol* 2019; 10: 1713.

Ramani PK, Parayil Sankaran B. Doença de Tay-Sachs In: StatPearls [Internet]. Treasure Island (FL): StatPearls Publishing; 2023

Lodish H, Berk A, Zipursky SL. Molecular Cell Biology, 2000; 4th Ed New York: WH Freeman.

Lew RM, Burnett L, Proos AL, Delatycki MB. Doença de Tay-Sachs: Perspectivas actuais da Austrália. *Appl Clin Genet* 2015; 8: 19-25.

Mandal R, Samstein RM, Lee KW, Havel JJ, Wang H, Krishna C, Sabio EY, Makarov V, Kuo F, Blecua P, Ramaswamy AT, Durham JN, Bartlett B, Ma X, Srivastava R, Middha S, Zehir A, Hechtman JF, Morris LG, Weinhold N, Riaz N, Le DT, Diaz LA Jr, Chan TA. A diversidade genética dos tumores com deficiência de reparação de incompatibilidade influencia a resposta à imunoterapia anti-PD-1. *Sci* 2019; 364(6439): 485-491.

Mangla A, Ehsan M, Agarwal N, Maruvada S. Sickle Cell Anemia - StatPearls - NCBI Bookshelf Disponível em https://www.ncbi.nlm.nih.gov/books/NBK482164/ (Acedido em 1st junho 2023).

McPherson E. Genetic Diagnosis and Testing in Clinical Practice (Diagnóstico e Testes Genéticos na Prática Clínica). *Clin Med Res* 2006; 4(2): 123-129.

Mehta P, Reddivari AKR. Um caso interessante de hemofilia A adquirida em um paciente idoso que se apresenta com hematúria. *Cureus* 2020; 12(1): e6540.

Menillo A, Friedman D. Flutter atrial recorrente em um neonato feminino de 37 semanas de gestação. *J Am Coll Cardiol* 2020; 75(11): 2630.

Morgan DL, Cooper SW, Carlock DL. Dermal Absorption of Neat and Aqueous Volatile Organic Chemicals in the Fischer 344 Rat. *Env Res* 1991; 55: 51-63.

Pagon RA, Hanson NB, Neufeld-Kaiser W, Covington ML. Genetic Testing (Testes genéticos). *West J Med* 2001; 174(5): 344-347.

Patch C, Middleton A. Aconselhamento genético na era da medicina genómica. *Br Med Bull* 2018; 126(1): 27-36.

Skirton H, Cordier C, Ingvoldstad C, Taris N, Benjamin C. The Role of the Genetic Counsellor: A Systematic Review of Research Evidence (Uma revisão sistemática das provas de investigação). *Eur J Hum Genet* 2015; 23(4): 452-458.

Khamphikham P, Sripichai O, Munkongdee T, Fucharoen S, Tongsima S, Smith DR. Variação genética dos níveis de fator 1 semelhante a Krüppel (KLF1) e hemoglobina fetal (HbF) na doença β0-talassemia / HbE. *Int J Hematol* 2018; 107(3): 297-310.

Stone WL, Basit H. 2020. Patologia, Inflamação.

Sutton WS. The Chromosomes in Heredity (Os Cromossomas na Hereditariedade). *Biol Bull* 1903; 4: 231-250.

Verma IC, Puri RD. Global Burden of Genetic Disease and the Role of Genetic Screening (Carga global da doença genética e o papel do rastreio genético). *Semin Fetal Neonatal Med* 2015; 20(5): 354-363.

Verma IM, Somia N. Gene Therapy - Promises, Problems and Prospects (Terapia genética - promessas, problemas e perspectivas). *Nature* 1997; 389(6648): 239-242.

Vyas T, Gupta P, Kumar S, Gupta R, Gupta T, Singh HP. Cleft of Lip and Palate: A Review. *J Family Med Prim Care* 2020; 9(6): 2621-2625.

Wieacker P, Steinhard J. O diagnóstico pré-natal de doenças genéticas. *Dtsch Arztebl Int* 2010; 107(48): 857-862.

CAPÍTULO - 4

IMPACTO DAS PRÁTICAS DE GESTÃO DA HIGIENE MENSTRUAL NA SAÚDE E NO AMBIENTE REVISÃO

RHYTHM HORA[1] , TANWI PRIYA[1] , HARSHUL SHARMA[1] , MANISH MAKHIJA[2] , DEEKSHA MANCHANDA[2] , INDU SHARMA[3] , AASTHA SHARMA[4] , PARIJAT PANDEY[5] * e NEELAM VASHIST[5*]

[1]Departamento de Saúde Pública, Universidade de Gurugram, Gurugram - 122018, Haryana, Índia

[2] Departamento de Ciências Farmacêuticas, Indira Gandhi University, Meerpur, Rewari - 122502, Haryana, Índia

[3]Instituto de Saúde Pública e Higiene, Nova Deli - 110037, Índia

[4]Departamento de Ciências Farmacêuticas, Maharshi Dayanand University, Rohtak - 124001, Haryana, Índia

[5]Departamento de Ciências Farmacêuticas, Universidade de Gurugram, Gurugram - 122018, Haryana, Índia

**Autor(es) correspondente(s) E-mail: neelammsip@gmail.com; parijatpandey98@gurugramuniversity.ac.in*

4.1 Introdução

Os desafios da Gestão da Higiene Menstrual (GHM) sempre foram uma preocupação séria no sentido de alcançar uma saúde holística para as mulheres. Gradualmente, a ocorrência de graves problemas de saúde produtiva entre as raparigas e as mulheres adolescentes tem provocado a reconsideração dos protocolos de GHM existentes. De acordo com o relatório, a falta de sensibilização e a inacessibilidade a produtos de higiene menstrual, como pensos higiénicos não tecidos descartáveis, pensos higiénicos para cuecas, tampões, copos menstruais e lavagens femininas, têm sido factores que contribuem para a falta de higiene feminina em todo o mundo, mas a eliminação de produtos sanitários à base de plástico tem representado uma ameaça para o ambiente e para a saúde da comunidade (Ajmeri e C.J., 2016; Banco Mundial, 2018).

É sabido que a menstruação é um processo fisiológico normal que ocorre quando a mulher entra na fase puberal da sua vida, que se prolonga desde a menarca até à menopausa (W.H.O., 1996; Garg e Anand, 2015; Alharbi *et al.*, 2018). No entanto, a duração e a intensidade do fluxo sanguíneo durante a menstruação dependem, em grande medida, de aspetos fisiológicos das mulheres, como distúrbios hormonais, quistos uterinos, miomas, IRA e níveis de stress (Kaur *et al.*, 2018). Um estudo sugere que uma mulher média tem aproximadamente 13 ciclos de menstruação por ano e passa cerca de 34,7 anos da sua vida a menstruar (Chavez-MacGregor *et al.*, 2008). Assim, a estratégia adoptada pelas mulheres para manter a higiene e a saúde reprodutiva é uma preocupação séria, uma vez que qualquer negligência pode levar a complicações de saúde graves e o protocolo de eliminação irreflectida dos pensos higiénicos usados também surgiu como uma ameaça ambiental (Ajmeri e C.J., 2016).

Neste estudo, o objetivo é abordar as consequências dos pensos higiénicos de plástico para a saúde e as consequências de um sistema de eliminação não estruturado de produtos de higiene menstrual para o ambiente.

4.2 Gestão da Higiene Menstrual (MHM)

A GHM é extremamente crucial para a segurança e os cuidados da saúde reprodutiva das mulheres, uma vez que visa garantir a disponibilidade de produtos de GHM, a privacidade para os mudar e o acesso a sistemas de eliminação adequada dos produtos usados (Tiwary, 2018). A UNICEF formulou, assim, o conceito de instalações WASH (água, saneamento e higiene), conforme ilustrado na Figura 4.1, como uma tentativa de implementar uma GHM adequada entre as mulheres es (Sommer e Sahin, 2013).

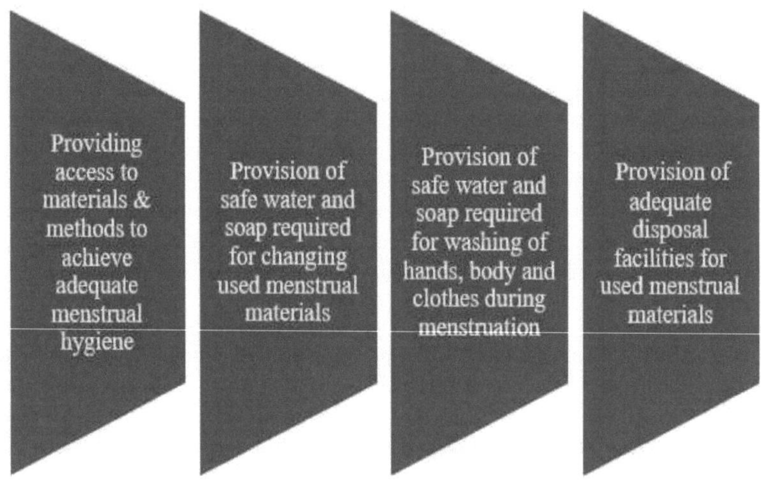

Figura 4.1: Fluxograma que descreve o conceito de WASH

Apesar de os 17 Objectivos de Desenvolvimento Sustentável (ODS) propostos pelas Nações Unidas em 2015, como mostra a Figura 4.2, para serem alcançados até 2030, não terem considerado diretamente a GHM, mas estabeleceram cada ODS de uma forma que enfatizou todos os aspectos da saúde e do desenvolvimento sustentável que podem contribuir positivamente para a realização da GHM.

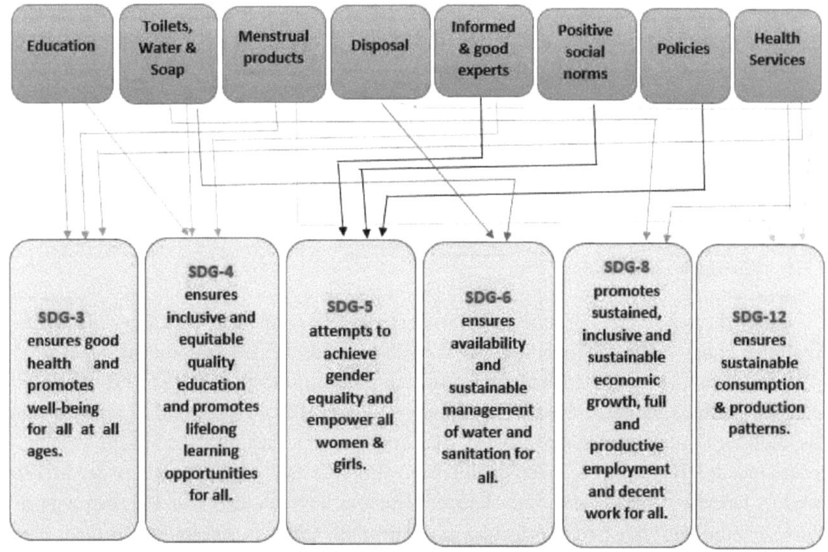

Figura 4.2: Fluxograma dos Objectivos de Desenvolvimento Sustentável

No entanto, continua a haver uma falta de preocupação com a GHM, ao ponto de ninguém ter afirmado o facto de que qualquer investimento feito na provisão de GHM para as mulheres é um passo em frente para a realização dos ODS (Tiwary, 2018). Agora, afirmando o facto de que existem aproximadamente 26% do total de mulheres no grupo em idade reprodutiva (as mulheres menstruadas), justifica-se que a disponibilização de instalações adequadas de GHM a todas as mulheres poderia ser uma chave eficaz para alcançar a perspetiva dos ODS (House *et al.*, 2020).

De acordo com o Banco Mundial, aproximadamente 500 milhões de raparigas em todo o mundo não dispõem de instalações de MHM devido a disposições inadequadas de WASH, especialmente em locais públicos como escolas, locais de trabalho ou centros de saúde (Banco Mundial, 2018).

Devido a este facto, o Governo incluiu a GHM em programas de grande escala, como o Swachh Bharat Abhiyan, uma operação de saneamento na Índia, que enfatizou a atribuição de recursos e instalações a mulheres menstruadas para manterem uma higiene e um saneamento adequados (C.P.C.B., 2018). Para além disso, o Ministério da Água Potável e do Saneamento elaborou várias diretrizes de MHM para fornecer instalações de WASH adequadas em todo o país (C.P.C.B., 2018).

Embora tenham sido lançados vários programas para reduzir a prevalência de problemas de higiene feminina, o impacto desses programas não tem sido significativo até à data. As ocorrências de IR, outras complicações reprodutivas e a contaminação ambiental devido a práticas de higiene deficientes indicam o conjunto de lacunas que é necessário colmatar (Rajaretnam e Hallad, 2010).

O grau de GHM é largamente regido por vários factores, como a educação, as variações sociodemográficas, a divisão urbano-rural e os estratos económicos em todo o mundo (Kaur *et al.*, 2018). Estas variações têm servido como o principal obstáculo à execução das práticas de GHM.

4.2.1 Formação académica

A educação é uma ferramenta promissora que tem o potencial de trazer uma diferença significativa nas práticas de GHM entre as mulheres. Assim, pode assumir-se que a taxa de literacia feminina está diretamente relacionada com práticas adequadas de GHM. As taxas de literacia feminina variam entre países de todo o mundo. Por conseguinte, os conhecimentos das mulheres sobre a menstruação, as suas práticas e a sua gestão também variam em conformidade. Na Índia, o nível de literacia feminina também varia entre os diferentes estados, tendo o Kerala a taxa de literacia feminina mais elevada e o Rajastão a taxa de literacia feminina mais baixa, pelo que as práticas de GHM, a sensibilização e as crenças também variam em conformidade. As mulheres que menstruam em países e estados com bons níveis de literacia feminina estão mais conscientes dos métodos de higiene feminina e, por isso, seguem as práticas de GHM de forma mais eficaz do que as mulheres que menstruam em países e estados com baixos níveis de literacia feminina (N.F.H.S.-4, 2015).

Por conseguinte, é importante aumentar os níveis de literacia das mulheres, o que pode ser feito através da educação de todas as mulheres e da ênfase na necessidade e importância da GHM a nível escolar. As boas práticas de GHM podem ser encorajadas através de melhores instalações de WASH, especialmente nos países subdesenvolvidos e em desenvolvimento. Por conseguinte, em parceria com a WASH, a UNICEF, a Iniciativa das Nações Unidas para a Educação das Raparigas (UNGEI) e a Universidade de Emory, financiada pelo governo canadiano, envolvendo o sector educativo e as ONG, foi iniciado um programa denominado WASH in Schools for Girls (WinS4Girls) em 14 países de todo o mundo (U.N.I.C.E.F., 2014; Compêndio WinS4Girls, 2018).

O WinS4Girls foi iniciado para monitorizar os desafios menstruais enfrentados pelas raparigas nas escolas, que resultam no aumento do absentismo escolar durante a menstruação, e encontrar soluções para superar esses desafios através do meio de ensino (Sommer *et al.*, 2017).

As políticas relacionadas com o WinS4Girls que enfatizam a importância da GHM foram desenvolvidas em alguns países na Índia - Diretrizes de Gestão da Higiene Menstrual de 2015, na Mongólia - Requisitos mínimos para água, saneamento e higiene em jardins de infância, escolas e dormitórios em 2013 e nas Filipinas - Política e Diretrizes para o Programa Abrangente de Água, Saneamento e Higiene nas Escolas (WinS) em 2016 (Sommer *et al.*, 2017). O governo de alguns países também tomou algumas medidas, como o fornecimento gratuito de pensos higiénicos às raparigas que prosseguem os estudos, como no Quénia, e a criação de clubes de gestão da higiene menstrual, como na Etiópia. Tanto os líderes masculinos como femininos na Índia e no Paquistão também estão a dar prioridade às necessidades das mulheres menstruadas (Day, 2018). Assim, um nível de educação mais elevado das mulheres indicaria práticas de GHM bem pensadas.

4.2.2 Variações sócio-demográficas

O grau de gestão da higiene menstrual varia muito a nível mundial. Em muitos países em desenvolvimento e subdesenvolvidos, como a Índia, a Indonésia, a Etiópia, a Nigéria, a Tanzânia, o Bangladesh e o Quénia, as mulheres menstruadas preferem panos velhos e não higienizados, papel higiénico e algodão em vez de produtos sanitários comerciais, como pensos higiénicos ou tampões, para gerir a sua menstruação, devido à falta de instalações adequadas de GHM, como a indisponibilidade de provisões de WASH, instalações sanitárias inadequadas e sistemas de eliminação. Estas instalações e disposições de GHM são muito melhores em países desenvolvidos como os EUA, o Japão, a Espanha, a Alemanha e a Europa (Kuhlmann *et al.*, 2017; Sommer *et al.*, 2017).

Vários relatórios demonstraram que as mulheres que utilizam panos reutilizáveis sujos são duas vezes mais propensas a infecções devido a uma má GHM (McMahon *et al.*, 2011; Das *et al.*, 2015; Kuhlmann *et al.*, 2017).

4.2.3 Divisão urbano-rural

De acordo com a literatura, a população urbana apresenta um maior grau de consciencialização sobre a higiene menstrual em comparação com a população rural, o que pode dever-se à falta de educação, à disponibilidade de produtos sanitários e às diferenças culturais que alimentam a longevidade da higiene menstrual sob envoltórios (Mudey *et al.*, 2010; Kaur *et al.*, 2018). A tendência existente de abordar a higiene menstrual com base na divisão urbano-rural foi ainda mais validada pelo relatório NFHS-4, que descreveu que 78% das mulheres urbanas preferiam práticas adequadas de MHM, enquanto apenas 48% das mulheres das áreas rurais exibiam práticas adequadas de MHM (N.F.H.S.-4, 2015).

4.2.4 Estratos económicos

Geralmente, as mulheres menstruadas pertencentes a famílias de elevado índice de riqueza tendem a preferir pensos higiénicos ou tampões, enquanto as mulheres menstruadas pobres não têm acesso a produtos sanitários de alta qualidade, o que foi elucidado num inquérito que mostrava que as mulheres que pertenciam a famílias de elevado rendimento usavam métodos higiénicos de GHM aproximadamente quatro vezes mais do que as mulheres que pertenciam a famílias de baixo rendimento, o que representava 89% contra 21%, possivelmente devido à inacessibilidade de produtos sanitários de alta qualidade, especialmente em famílias de baixo rendimento (N.F.H.S.-4, 2015; Kaur *et al.*, 2018).

4.3 Constrangimentos na Execução de Boas Práticas de Higiene Menstrual

4.3.1 Crenças sociais

De acordo com um relatório, 29% das raparigas no Afeganistão, 3% no Nepal e cerca de 16% em Bengala Ocidental (Índia) não estão autorizadas a frequentar a escola durante a menstruação, enquanto 70% das raparigas menstruadas no Afeganistão, 10% no Nepal, 33% no Irão e cerca de 43% em Bengala Ocidental (Índia) estão impedidas de participar em desportos (Kirk e Sommer, 2006; House *et al.*, 2020).

4.3.2 Crenças culturais e tradicionais

Observou-se que as mulheres menstruadas não estão autorizadas a cozinhar alimentos porque são consideradas pouco higiénicas e sujas. Por isso, acredita-se que se elas prepararem os alimentos, estes podem ficar contaminados (House *et al.*, 2020). Este problema está a ser enfrentado por cerca de 46% das mulheres menstruadas no Nepal e 30% na Índia (Kirk e Sommer, 2006; Mahon e Fernandes, 2010).

Além disso, as mulheres menstruadas estão proibidas de tocar em alimentos azedos conservados, como os pickles, pois considera-se que, durante a menstruação, o corpo das mulheres produz um odor desagradável que pode destruir os alimentos conservados (Mahon e Fernandes, 2010). Esta situação é vivida por 70% das mulheres menstruadas no Afeganistão, 13% no Nepal e cerca de 50% em Bengala Ocidental (Índia). Mesmo as mulheres menstruadas são isoladas dos outros membros da família durante a menstruação *(Kaur et al.*, 2018). Aproximadamente 28% das mulheres menstruadas no Nepal e 26% na Índia são impedidas de dormir ou sentar-se com outros membros da família (Kirk e Sommer, 2006; Mahon e Fernandes, 2010).

4.3.3 Crenças religiosas

A coexistência de várias crenças religiosas durante a menstruação ao longo de gerações pôs em evidência a prevalência da iliteracia e a falta de sensibilização, especialmente nas zonas rurais de todo o mundo. De acordo com um inquérito, 67% das mulheres menstruadas não podem participar em actividades religiosas ou auspiciosas no Nepal e 71% na Índia (Drakshayani e Venkata, 1994; Kirk e Sommer, 2006; Mahon e Fernandes, 2010; Sommer e Sahin, 2013). Outra teoria que delineia a prática de tomar banho durante a menstruação, uma vez que pode levar à infertilidade, prevalece em vários países como a Índia, Israel, Europa e América do Sul. É seguida por cerca de 70% das mulheres menstruadas no Afeganistão, 52% no Irão e 98% na Índia (Kirk e Sommer, 2006; Mahon e Fernandes, 2010).

No entanto, apenas algumas mulheres menstruadas a nível mundial podem confessar orgulhosamente que não lhes são impostas quaisquer restrições, sendo cerca de 11% no Nepal, 15% no Afeganistão e 13% na Índia (Kirk e Sommer, 2006; Mahon e Fernandes, 2010)

4.4 Riscos para a saúde associados a uma má GHM

As mulheres tornam-se mais vulneráveis a infecções, como as infecções do trato urinário (ITU) e as infecções do trato reprodutivo (IR), que podem ser fatais para elas (Patel *et al.*, 2003). As infecções do trato reprodutivo foram classificadas em

(i) Doenças sexualmente transmissíveis (DST)

(ii) Infecções endógenas

(iii) Infecções Iatrogénicas

As DST incluem tanto infecções bacterianas como virais. As infecções bacterianas, como a gonorreia e a sífilis, e as infecções virais, como o VIH (Vírus da Imunodeficiência Humana), a infeção pelo HPV (Papilomavírus Humano), a hepatite B e o herpes genital causado pelo HSV (Vírus do Herpes Simples) (Patel et al., 2003). As infecções endógenas são geralmente causadas pelo crescimento excessivo de microrganismos presentes no trato genital de qualquer mulher saudável, como a candidíase vulvo-vaginal ou a vaginose bacteriana (Patel *et al.*, 2003). As infecções iatrogénicas estão associadas a procedimentos médicos incorretamente executados, como abortos de risco ou práticas de parto pouco higiénicas (Patel *et al.*, 2003).A gravidade das infecções pode ser tão fatal como levar à infertilidade e ao cancro do colo do útero. O Quadro 4.1 apresenta vários riscos para a saúde associados a uma má GHM.

Quadro 4.1: Impacto da má gestão da higiene menstrual na saúde

S. Não.	**Causas**	**Riscos de saúde associados**	**Ref**
1.	Utilização de produtos sanitários não limpos, como guardanapos ou pensos, panos, tampões, etc.	Pode resultar em infecções bacterianas locais, como vaginite e vulvite, ou as bactérias podem subir pela vagina e entrar na cavidade uterina, causando infecções graves do aparelho reprodutor	(Patel *et al.*, 2003; House *et al.*, 2020)
2.	Introdução de materiais não higiénicos e não limpos na vagina	Aumento da potencialidade da bactéria para causar infecções cervicais, bem como outras infecções do trato reprodutivo	(House *et al.*, 2020)
3.	Mudança de pensos higiénicos com pouca frequência	Os pensos húmidos podem provocar irritação da pele e podem causar o crescimento de bactérias ou fungos, levando a infecções graves	(House *et al.*, 2020)
4.	Utilização de tampões durante longos períodos de tempo (>8-12 horas)	Pode resultar na síndrome do choque tóxico, que é causada por uma toxina produzida pela bactéria Staphylococcus aureus que entra no corpo através da inserção de objectos	(Osterholm *et al.*, 1982; Krizsics *et al.*, 2018)

		inanimados capazes de transportar a bactéria	
5.	Utilização de tampões quando não está menstruada para absorver as secreções vaginais	Resulta em irritação vaginal e negligência prolongada na procura de aconselhamento médico se a secreção vaginal for excessiva	(House *et al.*, 2020)
6.	Relações sexuais sem proteção durante a menstruação	Aumenta a potencialidade de doenças sexualmente transmissíveis como o VIH ou a hepatite B	(Patel *et al.*, 2003; House *et al.*, 2020)
7.	Lavagem inadequada depois de urinar ou defecar durante a menstruação	Pode resultar em vaginite ou infecções do trato urinário, uma vez que as bactérias podem penetrar na uretra	(House *et al.*, 2020)
8.	Douching (forçar a entrada de líquido na vagina) frequentemente	Pode levar à penetração de bactérias na cavidade uterina, resultando em infecções graves	(McKeeD *et al.*, 2009)
9.	Falta de práticas sanitárias como a lavagem das mãos após a eliminação dos materiais sanitários usados	Pode provocar a propagação de infecções virais como a hepatite B ou o VIH e infecções fúngicas como a candidíase	(Kaur *et al.*, 2018; House *et al.*, 2020)
10.	Eliminação inadequada de pensos higiénicos ou outros produtos menstruais	Aumenta o risco de infecções bacterianas e virais, como a hepatite B ou o VIH, para os catadores que entram em contacto com esses resíduos	(Shoemaker, 2008; Kaur *et al.*, 2018)

4.5 Estratégias existentes para a execução de práticas de gestão da higiene menstrual

Embora as mulheres tenham explorado vários produtos, como os pensos higiénicos absorvíveis de pano, os pensos higiénicos comerciais absorvíveis, os tampões, os copos menstruais, os toalhetes femininos e as lavagens para manter a higiene menstrual, também têm facetas diferentes.

As vantagens e desvantagens de cada um destes produtos MHM são mencionadas no Quadro 4.2.

Tabela 4.2: Materiais disponíveis para a gestão da higiene menstrual

S. Não.	Materiais	Vantagens	Desvantagens
1.	Panos	Facilmente disponível, económico e amigo do ambiente	Anti-higiénico, se os panos não estiverem limpos Necessita de privacidade e de abastecimento de água para se lavar corretamente
2.	Pensos higiénicos	Facilmente disponível hoje em dia. Confortável de utilizar e evita que a roupa fique manchada	Caro para as mulheres das zonas rurais Não é amigo do ambiente e gera muitos resíduos de plástico Falta de instalações de eliminação
3.	Protectores de cuecas ou forros	Confortável e evita que a roupa fique manchada	Caro Não é amigo do ambiente
4.	Tampões	Prático e confortável de utilizar	Caro Culturalmente inaceitável para raparigas adolescentes, uma vez que tem de ser inserido na vagina Requer instalações sanitárias e de lavagem adequadas para a sua utilização, uma vez que requer a inserção na vagina
5.	Copos menstruais	Reutilizável Amigo do ambiente	Caro Culturalmente inaceitável para raparigas adolescentes, uma vez que tem de ser inserido na vagina Requer instalações sanitárias e de lavagem adequadas para a sua utilização, uma vez que requer a inserção na vagina
6.	Toalhetes e lavagens femininas	Equilibra o pH vaginal Previne infecções e inflamações vaginais	Caro Não disponível nas zonas rurais

*** Fonte: (House *et al.*, 2020; Kaur *et al.*, 2018)**

Assim, os pensos higiénicos são preferidos aos copos menstruais e aos tampões por serem económicos, facilmente disponíveis e fáceis de utilizar (AM *et al.*, 2016).

4.6 Cenário do mercado global de pensos higiénicos

Os pensos higiénicos detêm a maior quota de mercado a nível mundial. A China detém o maior mercado local de pensos higiénicos, seguida dos Estados Unidos (Mordor intelligence, 2020). O cenário do mercado é ilustrado na Figura 4.3.

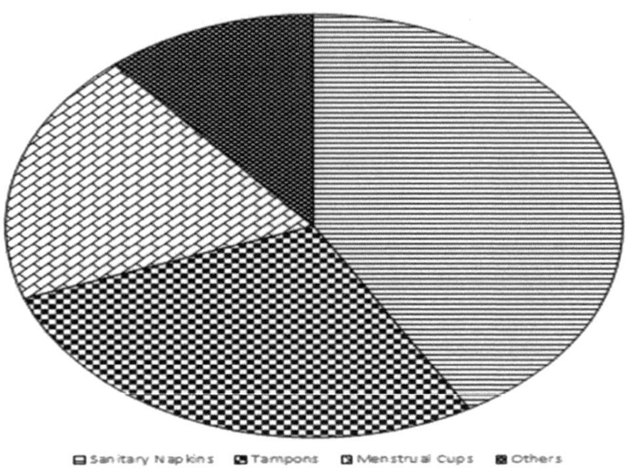

Figura 4.3: Cenário do mercado global de produtos sanitários

Embora o conhecimento dos produtos MHM seja menor nos mercados asiáticos e africanos, estes estão a emergir como um dos maiores mercados com várias empresas que introduziram várias marcas de produtos para todos os sectores económicos da sociedade (Mordor intelligence, 2020). A população da Ásia-Pacífico é enorme e continua a expandir-se, com o seu mercado a preferir os pensos higiénicos aos tampões, que são preferidos sobretudo pelos americanos, provavelmente devido aos baixos rendimentos per capita das pessoas na Ásia, em comparação com a América e a Europa, onde as pessoas podem comprar tampões, que são mais caros do que os pensos higiénicos (Mordor intelligence, 2020).

Na Europa Ocidental, os pensos higiénicos representam aproximadamente 45% dos produtos de higiene feminina vendidos, enquanto os protectores de calcinhas e os tampões representam 37% e 18% dos produtos de higiene feminina vendidos, respetivamente (EDANA, 2004).

Na Índia, de acordo com um relatório NHFS-4 recolhido sobre mulheres entre o grupo etário dos 15-24 anos, 42% usam pensos higiénicos comerciais, 62% usam panos de casa, 16% usam pensos higiénicos preparados localmente e apenas 2% usam tampões, o que sugere que, em geral, apenas 58% das mulheres neste grupo etário estão a praticar métodos adequados de GHM (N.F.H.S.-4, 2015).

Assim, o cenário do mercado mostrou que os pensos higiénicos são muito utilizados na Índia, o que sugere a necessidade de compreender a estrutura e a composição dos pensos higiénicos.

4.7 Papéis higiénicos

Os pensos higiénicos são materiais descartáveis e absorvíveis utilizados pelas mulheres durante a menstruação para a absorção dos resíduos menstruais e a manutenção da higiene pessoal. Os primeiros pensos higiénicos foram introduzidos comercialmente pela Johnson and Johnson em 1896 para a GHM (Farage, 2006). Mas, nos últimos anos, evoluíram para versões melhoradas, proporcionando assim mais proteção às mulheres (Bae e Kim, 2018). São preferidos pelas mulheres porque têm uma boa capacidade de absorção. Além disso, são fáceis de utilizar e de transportar. Idealmente, os pensos higiénicos devem ser higiénicos, confortáveis e isentos de odores e fugas (Ajmeri e C.J., 2010).

4.7.1Estrutura convencional dos pensos higiénicos

Os pensos higiénicos têm uma estrutura com várias camadas, como mostra a Figura 4.4, cada uma das quais tem uma função específica. Existem 3 camadas principais:

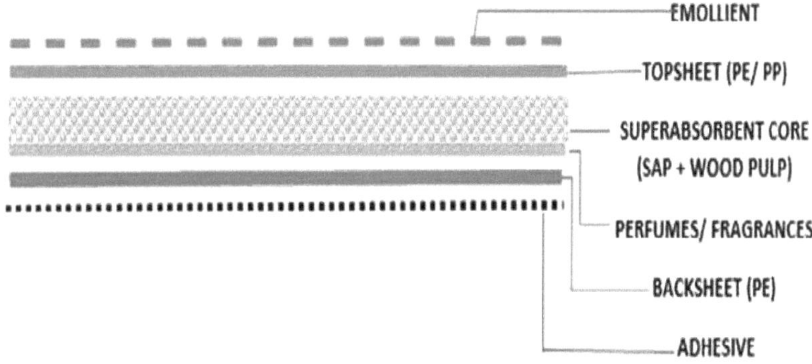

Figura 4.4: Diagrama esquemático que descreve as camadas de pensos higiénicos

4.7.1.1 Folha superior

A folha superior é macia para a pele e tem uma superfície permeável a fluidos que permite a penetração de fluidos (Barman *et al.*, 2017). Contém um acabamento emoliente (formulação à base de petróleo) que proporciona conforto e benefícios de hidratação da pele (Woeller e Hochwalt, 2015). É constituído por um tecido não tecido de fibras plásticas de polipropileno/polietileno (PE/PP) que contém plastificantes, como os ftalatos, que são incorporados para aumentar a flexibilidade dos pensos(Farage et al., 2007)para proporcionar conforto durante o movimento e para aumentar o desempenho dos materiais absorventes utilizados nos guardanapos. Podem também conter químicos plastificantes como o Bisfenol-A e o Bisfenol-S.

4.7.1.2 Núcleo absorvente

Está presente entre a folha superior e a camada de barreira para absorver o fluido. É constituída por rayon semelhante ao algodão (fibra de celulose produzida a partir de polpa de madeira e polímero superabsorvente (SAP) com elevada capacidade de absorção (Barman *et al.*, 2017). Os aromas são adicionados entre o núcleo e as folhas traseiras para dar fragrância (Woeller e Hochwalt, 2015).

4.7.1.3Folha de suporte ou de barreira

É o lençol impermeável aos fluidos para evitar manchas na roupa e impedir fugas. O lençol posterior é constituído por polietileno de baixa densidade (Barman *et al.*, 2017) juntamente com um adesivo termofusível que ajuda a fixar o penso higiénico à roupa interior (Woeller e Hochwalt, 2015). Estes adesivos são produzidos através da adição de ftalatos durante o fabrico, para aumentar a ductilidade e as propriedades de gelificação (Lian *et al.*, 2011).

4.7.2 Composição dos pensos higiénicos

Os pensos higiénicos são compostos por 48% de pasta de celulose obtida a partir de fibras de madeira macia branqueada, 36% de plásticos como o polietileno, o polipropileno e o tereftalato de polietileno (PE, PP, PET), ftalatos (plastificantes), bisfenóis (Bisfenol-A, Bisfenol-S), 7% de adesivos (copolímeros poliaromáticos/poliolefínicos, resinas de hidrocarbonetos ou óleo mineral), 6% de SAP feito de poliacrilato de sódio/potássio, 3% de papel de libertação revestido a silicone. Os pensos higiénicos também contêm emolientes, desodorizantes/perfumes, ftalatos (plastificantes) como o ftalato de dimetilo (DMP), o ftalato de dietilo (DEP), o ftalato de dibutilo (DBP), o ftalato de di-iso-butilo (DIBP), o ftalato de di-2-etil-hexilo (DHEP), parabenos como o metilparabeno, Etilparabeno (conservantes), bisfenóis (Bisfenol-A, Bisfenol-S como produtos químicos plastificantes), a polpa de celulose branqueada contém dioxinas e furanos e vários compostos orgânicos voláteis (COV) como xileno, benzeno, acetona, tolueno, fenol, clorofórmio, etc. . (Bae e Kim, 2018; Mehta e Gawande, 2019; Park *et al.*, 2019; Woo *et al.*, 2019; Gao e Kannan, 2020).

4.7.3 Vias de exposição dos componentes químicos utilizados na composição dos pensos higiénicos

Existem várias vias de exposição humana aos componentes químicos utilizados nos pensos higiénicos. Os ftalatos, os parabenos, os COV, os bisfenóis, as dioxinas e os furanos presentes na pasta de cotão branqueada têm normalmente vias parenterais de exposição humana, que é *através da* absorção dérmica ou transplacentária, da inalação ou da ingestão, enquanto os parabenos e os bisfenóis também têm vias orais de exposição para os seres humanos (Brown *et al.*, 1984; Morgan et al., 1991; C.P.C.B., 2004; Konieczna *et al.*, 2015; Niermann *et al.*, 2015; Tade *et al.*, 2018; Park *et al.*, 2019). As várias vias de exposição foram analisadas no Quadro 4.3.

Tabela 4.3: Rotas de exposição para componentes químicos utilizados na composição de pensos higiénicos

S. Não	Componente químico	Vias de exposição	Ref
1.	Ftalato	Vias parenterais *por* inalação, ingestão, absorção cutânea	Niermann *et al.*, 2015; Park *et al.*, 2019
2.	Parabenos	*Via* parentérica *por* absorção dérmica e via oral	Tade *et al.*, 2018
3.	Compostos orgânicos voláteis	Via parentérica *por* inalação, absorção cutânea	Morgan *et al.*, 1991; Kim *et al.*, 2019
4.	Bisfenóis	Vias parentéricas *por* absorção transdérmica, inalação e via oral	Konieczna *et al.*, 2015
5.	Dioxinas e Furanos em Pasta de Fluff Branqueada	Vias parenterais *por* inalação, ingestão, absorção dérmica e transplacentária	C.P.C.B., 2004

4.7.4 Impacto dos pensos higiénicos na saúde

A utilização de pensos higiénicos comerciais deu origem a vários problemas de saúde nas mulheres. De acordo com o relatório, os pensos higiénicos comerciais à base de plástico podem causar várias infecções pélvicas mediadas por alergias, erupções cutâneas e irritação na região vaginal e à sua volta n . Além disso, podem comprometer a saúde reprodutiva das mulheres e afetar a sua fertilidade a longo prazo. Em casos extremos, estes guardanapos podem provocar vaginite ou vulvite e, raramente, doença inflamatória pélvica ou cancro do colo do útero (Hindustan Times, 2018).

A presença de plásticos e fibras sintéticas como o rayon nos pensos higiénicos aumentou o risco de infecções bacterianas ou fúngicas devido ao aprisionamento de humidade que promove o crescimento de bactérias ou fungos no interior dos pensos higiénicos(House et al., 2020). A utilização prolongada de um único penso higiénico pode resultar no crescimento excessivo da bactéria *Staphylococcus aureus* ou do *Streptococcus* do Grupo A, levando à síndrome do choque tóxico (SCT) (House et al., 2020). Os COV, as dioxinas (PCDDs - dibenzo-dioxinas policloradas), os furanos (PCDFs - dibenzofuranos policlorados) e os PCBs (bifenilos policlorados) do tipo dioxina são libertados da fibra de celulose branqueada utilizada no núcleo do absorvente. Estes são os subprodutos obtidos a partir do branqueamento da polpa de madeira utilizando cloro ou hipoclorito e podem provocar um crescimento anormal dos tecidos e das células, perturbações hormonais ou endócrinas e imunossupressão (Solomon, 1996; Shin e Ahn, 2007; Kim *et al.*, 2019; Gao e Kannan, 2020). Os agentes antimicrobianos, como pesticidas e herbicidas pulverizados durante a criação de algodão (rayon) a partir de polpa de madeira, permanecem em vestígios nos pensos higiénicos e podem provocar cancro. A absorção dérmica de ftalatos, bisfenóis e parabenos é geralmente elevada, uma vez que estão em contacto direto com a pele vulvar e a mucosa vaginal, pelo que podem entrar na corrente sanguínea através do sistema circulatório e ter graves impactos nos sistemas endócrino e reprodutivo das mulheres (Jagne *et al.*, 2016; Benjamin *et al.*, 2017;). Os ftalatos podem levar à falência de múltiplos órgãos por perturbação da regulação genética, puberdade precoce, tumores genitais femininos, distúrbios da ovulação ou endometriose (Miao *et al.*, 2004; Reddy *et al.*, 2006; Cai *et al.*, 2010; Lomenick *et al.*, 2010; Smarr *et al.*, 2016). Os parabenos são agonistas dos estrogénios e podem provocar cancro da mama, enquanto o bisfenol-A pode reduzir a viabilidade dos oócitos e provocar malformações genitais nas mulheres grávidas. As colas à base de petróleo são também tóxicas por natureza e podem provocar um desenvolvimento fetal deficiente, cancro da pele, da bexiga ou dos pulmões e perturbações do sistema cardiovascular. Os desodorizantes utilizados nos guardanapos podem causar infertilidade e defeitos congénitos. A ocorrência destes problemas de saúde pode ser minimizada mudando frequentemente os pensos higiénicos (Bae e Kim, 2018; Kim *et al.*, 2019; Mehta e Gawande, 2019; Woo *et al.*, 2019).

4.8 Tendências na eliminação de pensos higiénicos

A eliminação adequada de produtos menstruais usados, como pensos higiénicos e panos, ainda não existe em vários países (Elledge e Parker, 2018). As tendências de eliminação variam em diferentes segmentos da sociedade, com base no conhecimento e na consciencialização das mulheres. Nas zonas urbanas, a eliminação é feita embrulhando adequadamente o produto sanitário usado e deitando-o em caixotes do lixo, ao passo que nas zonas rurais e nos bairros de lata, a eliminação é feita enterrando e queimando o produto sanitário usado ou deitando-o fora em latrinas de fossa. As estratégias de eliminação adoptadas pelas mulheres também são diferentes, tanto em casa como nos locais de trabalho ou nas escolas. Em casa, o produto menstrual usado é embrulhado e deitado em caixotes do lixo enquanto em locais públicos, como escolas ou locais de trabalho, os pensos higiénicos são deitados na sanita, o que provoca o entupimento dos sistemas de esgotos, ou os pensos não embrulhados são deitados em caixotes do lixo ou nos cantos das casas de banho, na ausência de caixotes, tornando as casas de banho sujas e pouco higiénicas para os outros utilizadores e criando locais de reprodução para moscas e mosquitos (Shoemaker, 2008; Kaur *et al.*, 2018).

Na Índia, cerca de 45% das mulheres menstruadas eliminam os seus produtos menstruais usados nos resíduos sólidos domésticos ou nos caixotes do lixo, que mais tarde se tornam parte dos resíduos sólidos e são amontoados em aterros sanitários, enquanto 23% das mulheres menstruadas os deitam fora em espaços abertos como rios, esgotos, poços ou bermas de estradas. Cerca de 15% das mulheres menstruadas eliminam os seus produtos menstruais usados queimando-os, 25% enterrando-os e 9% deitando-os na sanita ou em latrinas de fossa. Além disso, na Índia, as casas de banho não dispõem de caixotes do lixo para a eliminação de produtos de GHM usados e de instalações de lavagem para as mulheres gerirem a higiene menstrual (AM *et al.*, 2016).

4.8.1 Impacto da eliminação de pensos higiénicos no ambiente e na saúde

A Índia gera cerca de 12,3 mil milhões de resíduos de pensos higiénicos descartáveis todos os anos, muitos dos quais não são biodegradáveis/compostáveis, uma vez que contêm 90% de plástico sob a forma de PE, PP e PET(Malviya, 2019). De acordo com Mercola, um pacote de quatro pensos higiénicos equivale a 4 sacos de plástico que demorariam 500-800 anos a biodegradar-se (Mercola, 2013).

Por conseguinte, a eliminação dos resíduos de plástico gerados pela utilização de produtos higiénicos, como os pensos higiénicos, é motivo de grande preocupação, uma vez que são tóxicos por natureza e provocam riscos para o ambiente e para a saúde. De acordo com a Aliança de Gestão da Higiene Menstrual da Índia (MHAI), 36% dos 121 milhões de mulheres menstruadas da Índia usam cerca de 8 pensos higiénicos num mês, gerando cerca de 200 toneladas de resíduos de pensos higiénicos (Mercola, 2013).

4.8.1.1 Impacto no ambiente

Os pensos higiénicos são normalmente atirados para os rios, lagoas, lagos ou oceanos, o que leva à contaminação das massas de água, ou são atirados para os aterros a céu aberto, o que resulta na poluição dos solos. O enterramento dos pensos higiénicos no solo perturba a microflora do solo e provoca uma decomposição retardada, enquanto a queima destes pensos higiénicos à base de plástico a baixas temperaturas leva à emissão de subprodutos gasosos como as dioxinas (PCDD), os furanos (PCDF) e os PCB (bifenilos policlorados) semelhantes às dioxinas, o que resulta na poluição do ar. Os PCDD, os PCDF e os PCB são poluentes orgânicos persistentes (POP), altamente tóxicos por natureza e apresentam propriedades cancerígenas, mutagénicas e teratogénicas (C.P.C.B., 2004). A emissão anual de dioxinas e furanos na Índia é de 66,7% devido à incineração de resíduos. De acordo com um relatório, a queima a céu aberto de resíduos sólidos urbanos (RSU) e as queimadas em aterros sanitários libertam anualmente 10 000 gramas de dioxinas e furanos para a baixa atmosfera de Bombaim (Factsheet 44, 2014).

O processo de fabrico dos pensos higiénicos também afecta o ambiente. Os PCDD, PCDF e PCP são libertados como subprodutos durante o branqueamento com cloro da pasta de madeira utilizada nos pensos higiénicos, causando perturbações na vida aquática e a contaminação do solo, degradando a sua qualidade (C.P.C.B., 2004).Os herbicidas e pesticidas para a conservação da polpa de madeira e os adesivos utilizados nos pensos higiénicos contêm COV voláteis de natureza altamente tóxica e cancerígena (Montero-Montoya *et al.*, 2018; Kim *et al.*, 2019). Os COVs, devido à sua natureza altamente volátil e capacidade dispersiva, resultam em poluição do ar, poluição do solo ao se ligarem às partículas do solo e poluição da água ao se dissolverem na água (Batterman, 2014; Bolden *et al.,* 2015). Os ftalatos utilizados no fabrico de pensos higiénicos como plastificantes não se ligam completamente aos materiais a que são adicionados e, por conseguinte, atingem o ambiente através da migração, lixiviação ou oxidação, resultando em poluição da água, do solo e do ar . Os parabenos utilizados nos pensos higiénicos para fins de conservação podem perturbar a vida aquática, uma vez que são altamente solúveis na água, e podem perturbar a qualidade do solo, uma vez que têm geralmente uma elevada mobilidade no solo. O impacto dos parabenos é raro devido à sua volatilidade baixa a moderada (Heudorf *et al.*, 2007; Fierens *et al.*, 2012; Przybylińska e Wyszkowski, 2016; Park *et al.*, 2019).

4.8.1.2 Impacto na saúde da comunidade

A separação dos pensos higiénicos dos resíduos sólidos normais por parte dos apanhadores de trapos e a desobstrução dos sistemas de esgotos entupidos é feita manualmente pelos trabalhadores dos serviços de conservação, com as mãos nuas, expondo-os assim a vários micróbios causadores de doenças, como *a E. coli (Escherichia coli)*, que se desenvolve e multiplica rapidamente no sangue menstrual estagnado, e outros micróbios, como *a Salmonella sp.* e o *Staphylococcus* (Meghna *et al.*, 2020). Os pensos higiénicos embebidos no sangue de qualquer mulher infetada podem conter vírus do VIH ou da hepatite que mantêm a sua infecciosidade no solo e vivem até um período de 6 meses (Kaur et al., 2018). Estes vírus podem provocar doenças mortais como o VIH, a hepatite B ou a hepatite C nos recolhedores de trapos e nos trabalhadores de conservação (Shoemaker, 2008; House *et al.*, 2020). Por outro lado, a eliminação através da descarga dos pensos higiénicos nas sanitas pode também resultar em graves riscos para a saúde, juntamente com o entupimento do sistema de esgotos, uma vez que as sanitas ficam normalmente saturadas de líquido e incham, resultando no refluxo dos esgotos (Arthur *et al.*, 2008; Kaur *et al.*, 2018; Meghna *et al.*, 2020). Além disso, a queima de absorventes higiénicos liberta gases como dioxinas e furanos, que são tóxicos e cancerígenos por natureza, levando a graves riscos para a saúde, como cancro, danos neurológicos, perturbação da tiroide reprodutiva, distúrbios respiratórios (asma, enfisema) e podem aumentar o risco de doenças cardíacas (Solomon, 1996; C.P.C.B., 2004; Shin e Ahn, 2007; Gao e Kannan, 2020).

4.8.2 Avaliação do ciclo de vida dos pensos higiénicos

O ciclo de vida dos pensos higiénicos foi explicado através das fases do seu fabrico, utilização por mulheres menstruadas, produção de resíduos menstruais totais e sua eliminação, que conduz à degradação ambiental. A avaliação do ciclo de vida dos pensos higiénicos é ilustrada na Figura 4.5.

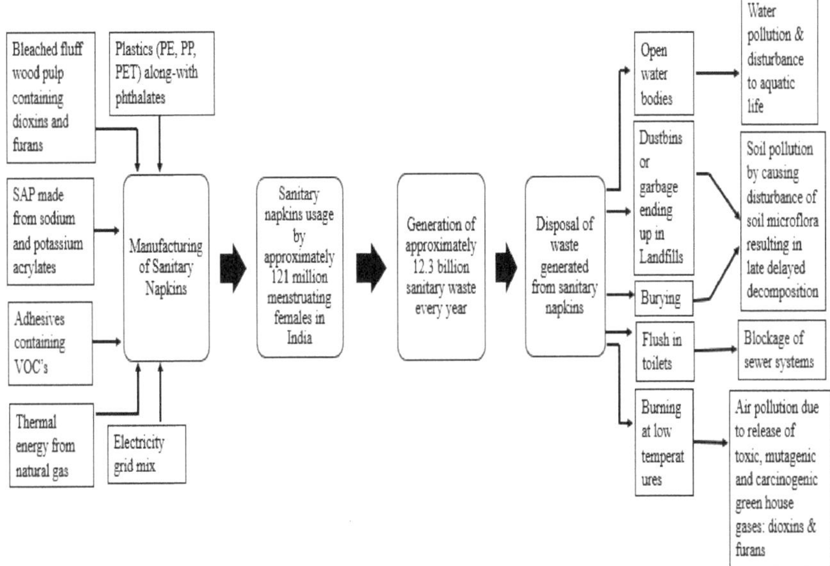

Figura 4.5: Avaliação do ciclo de vida dos pensos higiénicos

Assim, há uma necessidade imensa de adotar abordagens biodegradáveis e ecológicas para a GHM, juntamente com a adoção de estratégias adequadas para a eliminação de produtos sanitários usados, a fim de proteger e preservar o ambiente.

4.9 Métodos alternativos de eliminação

A MHM é também considerada uma componente importante da Swachh Bharat Mission Gramin (SBM-G). As diretrizes de GHM (dezembro de 2015) estabelecidas pelo Ministério da Água Potável e do Saneamento incorporaram as medidas que tinham de ser tomadas para fornecer instalações básicas às mulheres menstruadas para a manutenção da sua higiene durante a menstruação e a eliminação dos produtos menstruais usados de forma sensata, sem prejudicar o ambiente e a comunidade, o que não existe em muitos países de rendimento médio e baixo (Herbert *et al.*, 2017; C.P.C.B., 2018).

Os métodos alternativos para a eliminação de pensos higiénicos e outros resíduos da menstruação, de acordo com as diretrizes CPCB - SWM 2016, incluem a incineração, a compostagem, o enterramento em profundidade e a queima em fossa, tal como referido no Quadro 4.4.

Tabela 4.4: Gestão de resíduos menstruais de acordo com o Conselho Central de Controlo da Poluição (CPCB): Diretrizes para a gestão de resíduos sólidos (SWM) -2016

S. Não.	Opções	Áreas de utilização	Tipo de resíduos
1.	Incineradores de baixo custo fabricados localmente	Escola rural para raparigas, colégios, instituições e albergues	Pensos higiénicos com elevado teor de celulose e sem elevado teor de SAP
2.	Incineradores eléctricos	Casas de banho para raparigas em complexos sociais e centros comerciais	Resíduos de pensos higiénicos a granel
3.	Incineradores de alta temperatura para resíduos biomédicos	Estrutura urbana com recolha e eliminação central de resíduos	Todos os tipos de pensos podem ser incinerados (os que têm um elevado teor de celulose, humidade ou SAP) e todos os resíduos biomédicos
4.	Enterro profundo	Aldeias e cidades	Adequado apenas para pensos higiénicos compostáveis (os que são feitos de fibras naturais)
5.	Compostagem	Tanto nas comunidades urbanas e rurais como nas escolas	Papel usado, lenços de papel, absorventes à base de tecido e até mesmo alguns pensos higiénicos (feitos apenas de polpa de madeira e algodão não tecido) Os pensos descartáveis comerciais não são compostados
6.	Queima de poços	Zonas rurais onde não existem melhores opções	Roupas de algodão simples de material sanitário degradável

*Fonte: (C.P.C.B., 2018)

4.9. 1Opções recomendadas para a eliminação de resíduos menstruais de acordo com as Diretrizes MHM 2015

O Ministério do Ambiente, das Florestas e das Alterações Climáticas propôs um grande plano para lidar com a atual batalha da eliminação de pensos higiénicos, afirmando a necessidade de sacos descartáveis com pensos higiénicos (Economic Times, 2020). Os métodos de eliminação de diferentes resíduos menstruais, de acordo com as diretrizes MHM de 2015, são mencionados no Quadro 4.5 (C.P.C.B., 2018).

Tabela 4.5: Opções recomendadas para a eliminação de resíduos menstruais de acordo com as Diretrizes de Gestão da Higiene Menstrual (2015)

S. Não.	Resíduos Sanitários	Opções de gestão de resíduos				
		Eliminação em latrinas de fossa	**Enterro profundo**	**Compostagem**	**Queima de fossa**	**Incinerador**
1.	Tecidos usados, papel, tecido, algodão	Recomendado	Recomendado	Recomendado	Menos recomendado	Incineradores de baixo custo/fabricados localmente ou incineradores eléctricos
2.	Guardanapos de algodão (Reutilizável ou Comercial)	Menos recomendado	Recomendado	Recomendado	Menos recomendado	Incinerador elétrico
3.	Guardanapos comerciais com plástico e forros	Menos recomendado	Recomendado	Não é possível	Menos recomendado	Incinerador de resíduos biomédicos

Fonte: (C.P.C.B., 2018)

4.9.2 Materiais compostáveis alternativos que podem ser utilizados em pensos higiénicos

A folha superior, a folha posterior e a bolsa de embalagem dos pensos higiénicos são à base de plástico (composto por PP/PE), que não é biodegradável por natureza e, por conseguinte requer a sua substituição por um material alternativo de bom desempenho, como o ácido poliláctico não tecido (PLA) ou outros plásticos não tecidos à base de amido que sejam biodegradáveis ou compostáveis, enquanto os SAP (poliacrilatos de sódio ou de potássio) utilizados nos pensos higiénicos, que desempenham um papel fundamental na absorção e retenção do sangue e dos fluidos menstruais, são à base de petróleo e não biodegradáveis, o que requer a sua substituição pelo desenvolvimento de Bio-SAP e de hidrogéis biodegradáveis nas suas normas de desempenho (Barman et al., 2017). Além disso, os adesivos utilizados nos guardanapos são à base de petróleo e têm de ser substituídos por um adesivo biodegradável, produzido naturalmente a partir de plantas como *a Acacia catechu* (Khair), *a Acacia Senegal* (goma arábica), etc. (Seth, 2003; Woeller e Hochwalt, 2015).

4.9.3 Pensos higiénicos ecológicos

Os produtos sanitários ecológicos são compostos por materiais biodegradáveis e compostáveis, como a fibra de bambu, a fibra de bananeira, o cânhamo, a lã, o amido de milho, a polpa de madeira de pinho, o algodão orgânico 100% hipoalergénico ou o jacinto de água, que podem ser utilizados para a proteção menstrual, em oposição aos pensos higiénicos comerciais à base de plástico, numa tentativa de controlar a poluição ambiental (Kaur *et al.*, 2018). Além disso, os pensos higiénicos ecológicos decompõem-se em 6 meses a 1 ano, ao contrário dos pensos higiénicos comerciais que demoram cerca de 500-800 anos a decompor-se completamente (Kaur *et al.*, 2018; Peberdy *et al.*, 2019). Em alguns pensos higiénicos ecológicos, é utilizada uma tira de aniões negativos, um desinfetante natural formado por moléculas de ar que foram quebradas pelo movimento do ar ou da água, radiações ou luz solar. O anião negativo impede o crescimento de bactérias, equilibrando o pH vaginal e os níveis hormonais, promove a imunidade contra as infecções, mantém a saúde reprodutiva, melhora a circulação do sangue e elimina os odores indesejáveis, causando danos mínimos ao ecossistema. Os guardanapos ecológicos também são favoráveis para a pele, uma vez que são mais fáceis de utilizar e não causam erupções cutâneas, infecções ou doenças crónicas, pois estão isentos de toxinas, produtos químicos e perfumes nocivos que os tornam compatíveis com a pele vaginal e vulvar (Bajirova, 2017).

Sendo tão respeitadores do ambiente e da saúde dos utilizadores, ainda não são utilizados pelas mulheres por uma razão muito óbvia de falta de sensibilização. Além disso, estes pensos ecológicos são mais caros do que os pensos higiénicos comerciais, uma vez que o seu custo de produção é elevado, exigindo trabalho intensivo, mas a sua procura é muito reduzida (Meghna *et al.*, 2020).

4.10 Conclusão

A menstruação é uma bênção, pois mantém o ciclo reprodutivo na Terra. Não devem ser encorajadas quaisquer restrições baseadas em superstições ou crenças caóticas. A menstruação deve ser considerada um tema aberto à discussão, o que pode ser conseguido através da educação e da sensibilização para a gestão da higiene da menstruação. Uma boa gestão da higiene menstrual e um protocolo estruturado de eliminação dos produtos higiénicos usados limitariam os problemas de saúde e a poluição ambiental. O grau de biodegradabilidade dos produtos higiénicos deve ser tido em conta ao fazer as escolhas. É uma conclusão óbvia que os pensos higiénicos devem ser tornados acessíveis, mantendo-os isentos de impostos. Além disso, deve haver uma sensibilização adequada para a adoção de pensos higiénicos ecológicos, aumentando a sua disponibilidade e reduzindo o seu custo. Formulação de uma estratégia de eliminação adequada para atenuar o impacto ambiental, o que poderia ser conseguido através de programas de sensibilização, de incentivos governamentais e de um pré-tratamento antes da eliminação. Fornecimento de comodidades básicas, como luvas, para os apanhadores de trapos e para os trabalhadores da conservação, a fim de reduzir o peso das doenças infecciosas.

4.11 Referências

Ajmeri JR, Ajmeri CJ. Materiais e produtos de higiene pessoal não tecidos In: Applications of nonwovens in technical textiles (Aplicações de não tecidos em têxteis técnicos). *Woodhead Pub* 2010; 85-102.

Ajmeri JR, Ajmeri CJ. Developments in the Use of Nonwovens for Disposable Hygiene Products In: Avanços em Não Tecidos Técnicos *Woodhead Pub.* 2016; 473-496.

Alharbi KK, Alkharan AA, Abukhamseen DA. Conhecimento, prontidão e mitos sobre menstruação entre estudantes da Universidade Princesa Noura. *J Family Med Prim Care* 2018; 7: 1197.

Arthur S, Crow H, Pedezert L. Understanding blockage formation in combined sewer networks In: Proceedings of the Institution of Civil Engineers, *Water Manag* 2008; 161: 215-221.

Bae J, Kwon H, Kim J. Avaliação da segurança de pensos higiénicos absorventes: Uma revisão do quadro de avaliação e dos métodos de teste. *Sustentar* 2018; 10: 4146.

Bajirova M. Os pensos higiénicos de iões negativos (aniões) e a saúde das mulheres. *EC Gynaecol* 2017; 1: 39-43.

Barman A, Katkar PM, Asagekar SD. Matérias-primas naturais e sustentáveis para absorventes higiénicos. *J Textile Sci Eng* 2017; 7: 308.

Batterman S, Su FC, Li S. Personal Exposure to Mixtures of Volatile Organic Compounds (Exposição pessoal a misturas de compostos orgânicos voláteis): Modeling and Further Analysis of the RIOPA Data. *Relatório de pesquisa: Health Effects Inst* 2014; 3-63.

Benjamin S, Masai E, Kamimura N. Phthalates Impact Human Health: Evidências Epidemiológicas e Mecanismo de Ação Plausível. *J Hazard Mater* 2017; 340: 360-383.

BJ Meghna, AH Pooja, M Namratha. Desenvolvimento de pensos higiénicos biodegradáveis, ecológicos e económicos, referência do projeto n.º. 41S_BE_2798. Disponível em: http://www.kscst.iisc.ernet.in/spp/41_series/SPP41S/01_Seminar_Projects/004_41S_BE_2798.pdf (Acedido em 6th de abril de 2020).

Bolden AL, Kwiatkowski CF, Colborn T. New look at BTEX: Are Ambient Levels a Problem? *Environ Sci Technol* 2015; 49: 5261-5276.

Brown HS, Bishop DR, Rowan CA. The Role of Skin Absorption as a Route of Exposure for Volatile Organic Compounds (VOCs) in Drinking Water (O papel da absorção cutânea como via de exposição para compostos orgânicos voláteis (VOCs) na água potável). *Am J Public Health* 1984; 74: 479-484.

Cai X, Shen H, Lu Q. O Efeito do Mono-(2-Etil-hexil) Ftalato na Viabilidade das Células da Granulosa Humanas e na Produção de Esteróides. *Chinese J Clin Obstet Gynaecol* 2010; 1-5.

Chavez-MacGregor M, Van Gils CH, Van Der Schouw YT. Lifetime Cumulative Number of Menstrual Cycles and Serum Sex Hormone Levels in Postmenopausal Women (Número acumulado de ciclos menstruais e níveis séricos de hormonas sexuais em mulheres pós-menopáusicas). *Breast Cancer Res Treat* 2008; 108: 101-112.

CPCB. Dioxina (PCDDs) e Furano (PCDFs) - Poluentes Orgânicos Persistentes Críticos (POPs); 2004. Disponível em: http://cpcbenvis.nic.in/cpcb_newsletter/Dioxin.pdf (Acedido em 13th março 2020).

CPCB. Diretrizes para a gestão de resíduos sanitários; 2018. Disponível em: https://kspcb.gov.in/Sanitary%20Waste%2006082018.pdf (Acedido em 20th março 2020].

Das P, Baker KK, Dutta A. Menstrual Hygiene Practices, WASH Access and the Risk of Urogenital Infection in Women from Odisha, India (Práticas de Higiene Menstrual,

Acesso a WASH e Risco de Infeção Urogenital em Mulheres de Odisha, Índia). *PLoS One*. 2015; 10: e0130777.

DADOS EDANA. Quotas de mercado da WE; 2004. Disponível em: www.edana.org (Acedido em 18th abril 2023).

Day H. Normalizar a menstruação, capacitar as raparigas. *Lancet Child Adolesc Health* 2018; 2: 379.

Drakshayani KD, Venkata PR. A Study on Menstrual Hygiene among Rural Adolescent Girls (Um estudo sobre a higiene menstrual entre raparigas adolescentes rurais). *Indian J Med Sci1994*; 48:139-143.

Economic Times. Sacos de eliminação de pensos higiénicos obrigatórios a partir de janeiro de 2021: Javadekar. Disponível em: https://economictimes.indiatimes.com/news/politics-and-nation/sanitary-pad-disposal-bags-mandatory-from-jan-2021-javadekar/articleshow/74545595.cms (Acedido em 28th abril 2020].

Elledge MF, Muralidharan A, Parker A. Gestão da Higiene Menstrual e Eliminação de Resíduos em Países de Rendimento Baixo e Médio - Uma Revisão da Literatura. *Int J Environ Res Public Health* 2018; 15: 2562.

Ficha de informação 44. "DIOXINAS" no seu prato; 2014. Disponível em: http://toxicslink.org/docs/DIOXIN-Factsheet44.pdf (Acedido em 22nd abril 2020).

Farage M, Elsner P, Maibach H. Influência das práticas de utilização, da etnia e do clima na compatibilidade dos pensos higiénicos com a pele. *Archives Gynaecol Obstet* 2007; 275: 415.

Farage MA. A Behind-the-Scenes Look at the Safety Assessment of Feminine Hygiene Pads [Um olhar nos bastidores da avaliação da segurança dos pensos de higiene feminina]. *Ann NY Acad Sci* 2006; 1092: 66-77.

Fierens T, Servaes K, Van Holderbeke M. Analysis of Phthalates in Food Products and Packaging Materials Sold on The Belgian Market (Análise de ftalatos em produtos alimentares e materiais de embalagem vendidos no mercado belga). *Food Chem Toxicol* 2012; 50: 2575-2583.

Gao CJ, Kannan K. Phthalates, Bisphenols, Parabens, and Triclocarban in Feminine Hygiene Products from the United States and their Implications for Human Exposure (Ftalatos, Bisfenóis, Parabenos e Triclocarban em produtos de higiene feminina dos Estados Unidos e suas implicações para a exposição humana). *Environ Int* 2020; 136: 105465.

Garg S, Anand, T. Menstruation Related Myths in India: Strategies for Combating it. *J Family Med Prim Care* 2015; 4: 184-186.

Herbert AC, Ramirez AM, Lee G. Puberty Experiences of Low-Income Girls in the United States (Experiências de puberdade de raparigas com baixos rendimentos nos Estados Unidos): Uma Revisão Sistemática da Literatura Qualitativa de 2000 a 2014. *J Adolesc Health* 2017; 60: 363-379.

Heudorf U, Mersch-Sundermann V, Angerer J. Phthalates: Toxicology and Exposure. *Int J Hyg Environ Health* 2007; 210: 623-634.

Hindustan Times. Os pensos higiénicos à base de plástico não são apenas prejudiciais para o ambiente, mas também para o seu corpo; 2018. Disponível em: https://www.hindustantimes.com/fitness/plastic-based-sanitary-pads-are-not-only-harmful-to-the-environment-but-also-your-body/story-Kk4wrI6QOyJCkP7bwEh0rI.html (Acedido em 13th abril de 2020).

House S, Mahon T, Cavill S. Menstrual Hygiene Matters: Um recurso para melhorar a higiene menstrual em todo o mundo. *Reprod Health Matters* 2013; 21: 257-259. Disponível em: https://www.wsscc.org/wp-content/uploads/2017/11/Menstrual-Hygiene-Matters-WaterAid.pdf (Acedido em 25th Fev 2020).

Jagne J, White D, Jefferson F. Endocrine-Disrupting Chemicals: Efeitos adversos do bisfenol A e dos parabenos na saúde da mulher. *Water, Air, Soil Pollut* 2016; 227: 182.

Kaur R, Kaur K, Kaur R. Menstrual Hygiene, Management, and Waste Disposal: Práticas e desafios enfrentados por raparigas/mulheres de países em desenvolvimento. *J Environ Public Health* 2018; 2018: 1730964.

Kim HY, Lee JD, Kim JY, et al. Avaliação do risco de compostos orgânicos voláteis (COV) detectados em pensos higiénicos. *J Toxicol Environ Health Part A*. 2019; 82: 678-695.

Kirk J, Sommer M. Menstruation and Body Awareness (Menstruação e consciência corporal): Ligar a Saúde das Raparigas à Educação das Raparigas. *Royal Trop Ins (KIT), Especial Saúde de Género*. 2006: 1-22.

Konieczna A, Rutkowska A, Rachon D. Risco para a saúde da exposição ao bisfenol A (BPA). *Rocz Panstw Zakł Hig* 2015; 66: 5-11.

Krizsics V, Horvath AV, Olah A. PIH49-Conhecimento sobre Higiene Menstrual-Síndrome do Choque Tóxico. *Valor Saúde* 2018; 21: S220.

Kuhlmann AS, Henry K, Wall LL. Menstrual Hygiene Management in Resource-Poor Countries (Gestão da higiene menstrual em países com poucos recursos). *Obstet Gynaecol. Inquérito* 2017; 72: 356-376.

Lian W, Xiao F, Xie X. Aplicação de adesivo de fusão a quente na indústria de produtos descartáveis absorventes. *Guangzhou Chem Ind* 2011; 39: 20-24.

Lomenick JP, Calafat AM, Castro MSM. Exposição a Ftalatos e Puberdade Precoce em Mulheres. *J Pediatr* 2010; 156: 221-225.

Machtinger R, Combelles CM, Missmer SA. Bisfenol-A e Maturação de Oócitos Humanos *in vitro*. *Human Reprod* 2013; 28: 2735-2745.

Mahon T, Fernandes M. Menstrual hygiene in South Asia: A Neglected Issue for WASH (water, sanitation and hygiene) Programmes [Uma Questão Negligenciada para Programas de WASH (água, saneamento e higiene)]. *Gend Dev* 2010; 18: 99-113.

Malviya S. The Mammoth Task of Managing Menstrual Waste in India (A tarefa gigantesca de gerir os resíduos menstruais na Índia). Publicado em State of India's Environment 2019. Disponível em: https://www.downtoearth.org.in/blog/health/the-mammoth-task-of-managing-menstrual-waste-in-india-63376 (Acedido em 24th março 2020).

McKee D, Baquero M, Anderson M, Karasz A. Vaginal Hygiene and Douching: Perspectives of Hispanic Men [Higiene Vaginal e Douching: Perspectivas dos Homens Hispânicos]. *Cult Health Sex* 2009; 11: 159-171.

McMahon SA, Winch PJ, Caruso BA. 'The Girl with her Period is the One to hang her Head' Reflections on Menstrual Management among Schoolgirls in Rural Kenya. *BMC Int Health Hum Rights* 2011; 11: 7.

Mehta CY, Gawande SM. Deteção de gases de combustão do incinerador de guardanapos sanitários. *Int J Sci Res Rev* 2019; 8: 105-109.

Mercola J. As mulheres têm cuidado: A maioria dos produtos de higiene feminina contém ingredientes tóxicos; 2013. Disponível em: https://www.huffpost.com/entry/feminine-hygiene-products_b_3359581 (Acedido em 17th março 2020).

Miao Q, Yu Z, Zhang L, Wu D. Influência dos Estrogénios Ambientais na Proliferação Celular e Apoptose em Células T47D. *J Environ Occup Med* 2004; 21: 251-253.

Montero-Montoya R, Lopez-Vargas R, Arellano-Aguilar O. Volatile Organic Compounds in Air: Fontes, distribuição, exposição e doenças associadas em crianças. *Ann Glob Health* 2018; 84: 225-238.

Mordor Intelligence. Crescimento, Tendências e Previsões do Mercado de Higiene Feminina (2020 - 2025); 2020. Disponível em: https://www.mordorintelligence.com/industry-reports/feminine-hygiene-market (Acedido em 2nd março 2020).

Morgan DL, Cooper SW, Carlock DL. Dermal Absorption of Neat and Aqueous Volatile Organic Chemicals in the Fischer 344 Rat. *Environ Res* 1991; 55: 51-63.

Mudey AB, Kesharwani N, Mudey GA, Goyal RC. A Cross-Sectional Study on Awareness Regarding Safe and Hygienic Practices amongst School Going Adolescent Girls in Rural Area of Wardha District, India [Estudo transversal sobre a sensibilização para práticas seguras e higiénicas entre raparigas adolescentes que frequentam a escola na zona rural do distrito de Wardha, Índia]. *Glob J Health Sci* 2010; 2: 225-231.

NFHS-4. Inquérito Nacional de Saúde Familiar (NFHS-4): Índia. Mumbai: *IIPS*; 2015-16. Disponível em: http://rchiips.org/NFHS/NFHS-4Reports/India.pdf (Acedido em 20th de fevereiro de 2020).

Niermann S, Rattan S, Brehm E, Flaws, JA. A exposição pré-natal ao ftalato de di- (2-etilhexilo) (DEHP) afecta os resultados reprodutivos em ratos fêmeas. *Reprod Toxicol* 2015; 53: 23-32.

Osterholm MT, Davis JP, Gibson RW. Tri-State Toxic-Shock Syndrome Study I Epidemiologic findings, *J Infect Dis* 1982; 145: 431-440.

Park CJ, Barakat R, Ulanov A. Os pensos higiénicos e as fraldas contêm teores de ftalatos mais elevados do que os dos produtos plásticos comerciais comuns. *Reprod Toxicol* 2019; 84: 114-121.

Patel DA, Burnett NM, Curtis KM. Infecções do Trato Reprodutivo; 2003. Disponível em: https://www.cdc.gov/reproductivehealth/productspubs/pdfs/epi_module_03a_tag508.pdf (Acedido em 27th de fevereiro de 2020).

Peberdy E, Jones A, Green DA. Study into Public Awareness of the Environmental Impact of Menstrual Products and Product Choice (Estudo sobre a sensibilização do público para o impacto ambiental dos produtos menstruais e a escolha de produtos). *Sustain.* 2019; 11: 473. https://doi.org/10.3390/su11020473.

Przybylińska PA, Wyszkowski M. Contaminação ambiental com ftalatos e seu impacto nos organismos vivos. *Ecol Chem Eng* S 2016; 23: 347-356.

Rajaretnam T, Hallad JS. Menarche, Menstrual Problems and Reproductive Tract Infections among Adolescents in the Rural and Urban Areas of Northern Karnataka in India (Menarca, problemas menstruais e infecções do aparelho reprodutor entre adolescentes nas zonas rurais e urbanas do Norte de Karnataka na Índia). In: *Conferência Europeia da População*. 2010; 1-4.

Reddy BS, Rozati R, Reddy BVR, Raman NVVSS. Ginecologia geral: Association of Phthalate Esters with Endometriosis in Indian Women (Associação de Ésteres de Ftalato com Endometriose em Mulheres Indianas). *BJOG: Int. J Obstet Gynaecol* 2006; 113: 515-520.

Seth MK. As árvores e a sua importância económica. *The Bot Rev* 2003; 69: 321-376.

Shin JH, Ahn YG. Analysis of Polychlorinated Dibenzo-P-Dioxins and Dibenzo-Furans in Sanitary Products of Women [Análise de Dibenzo-P-Dioxinas Policloradas e Dibenzo-Furanos em Produtos Sanitários para Mulheres]. *Text Res J* 2007; 77: 597-603.

Shoemaker D. Procedimento correto para a eliminação de pensos higiénicos. *Cleaning Maint Manag* 2008; 45: 33-37.

Smarr MM, Kannan K, Louis GMB. Produtos químicos de desregulação endócrina e endometriose. *Fertil Steril* 2016; 106: 959-966.

Solomon KR. Chlorine in the Bleaching of Pulp and Paper (Cloro no Branqueamento de Pasta e Papel). *Pure Appl Chem* 1996; 68: 1721-1730.

Sommer M, Figueroa C, Kwauk C. Attention to Menstrual Hygiene Management in Schools: Uma Análise dos Documentos de Política Educativa em Países de Rendimento Baixo e Médio. *Int J Edu Dev* 2017; 57: 73-82.

Sommer M, Sahin M. Overcoming the Taboo: Advancing the Global Agenda for Menstrual Hygiene Management for Schoolgirls (Ultrapassar o Tabu: Avançar a Agenda Global para a Gestão da Higiene Menstrual das Raparigas em Idade Escolar). *Am J Public Health* 2013; 103: 1556-1559.

Tade RS, More MP, Chatap VK. Safety and Toxicity Assessment of Parabens in Pharmaceutical and Food Products (Avaliação da Segurança e Toxicidade dos Parabenos em Produtos Farmacêuticos e Alimentares). *Inventi Rapid: Pharmacy Prac* 2018; 3: 1-9.

Tiwary AR. Papel da higiene menstrual nos objectivos de desenvolvimento sustentável. *Int J Health Sci Res* 2018; 8: 377-387.

UNICEF. *Plano de Ação da UNICEF para o Género* 2014-17; 2014. Disponível em: https://www.unicef.org/gender/files/UNICEF_Gender_Action_Plan_2014-2017.pdf (Acedido em 14th março 2020).

van Eijk AM, Sivakami M, Thakkar MB. Menstrual Hygiene Management among Adolescent Girls in India (Gestão da higiene menstrual entre raparigas adolescentes na Índia): A Systematic Review and Meta-Analysis. *BMJ Open*. 2016; 6: e010290.

Compêndio WinS4Girls. WASH nas escolas para raparigas; 2018. Disponível em: http://www.wins4girls.org/ (Acedido em 28th abril 2020).

Woeller KE, Hochwalt AE. Avaliação da segurança de pensos higiénicos com um núcleo absorvente de espuma polimérica. Regulatory Toxicol Pharmacol 2015; 73: 419-424.

Woo J, Kim S, Kim H. Revisão sistemática sobre absorventes higiênicos e saúde feminina. *Ewha Med J* 2019; 42: 25-38.

Banco Mundial. Relatório do Grupo do Banco Mundial sobre a Gestão da Higiene Menstrual permite que as mulheres e as raparigas atinjam o seu pleno potencial; 2018. Disponível em: https://www.worldbank.org/en/news/feature/2018/05/25/menstrual-hygiene-management (Acedido em 28th janeiro de 2020).

Organização Mundial de Saúde. Organização Mundial de Saúde, Programação para a saúde e o desenvolvimento dos adolescentes. *Série de Relatórios Técnicos da OMS*. 1996; 886. https://iris.wpro.who.int/bitstream/handle/10665.1/5394/9290610107_eng.pdf (Acedido em 28th abril 2020).

CAPÍTULO - 5

UMA ANÁLISE CRÍTICA DA GESTÃO DOS RESÍDUOS DE TELEMÓVEIS E DO IMPACTO DOS TELEMÓVEIS DESMANTELADOS NO AMBIENTE E NA SAÚDE HUMANA

HARSHUL SHARMA[1] , RHYTHM HORA[1] , TANWI PRIYA[2] , PAYAL[3] , INDU SHARMA[4] , PARIJAT PANDEY[5] * e NEELAM VASHIST[5*]

[1]Departamento de Saúde Pública, Universidade de Gurugram, Gurugram - 122018, Haryana, Índia

[2]Departamento de Neurociência, Universidade de Gurugram, Gurugram - 122018, Haryana, Índia

[3] Departamento de Engenharia Eletrónica e de Comunicações, MERI College of Engineering and Technology, Sampla, Bahadurgarh - 124501, Haryana, Índia

[4]Instituto de Saúde Pública e Higiene, Nova Deli - 110037, Índia

[5]Departamento de Ciências Farmacêuticas, Universidade de Gurugram, Gurugram - 122018, Haryana, Índia

**Autor correspondente; E-mail: neelammsip@gmail.com*

5.1 Introdução

A evolução tecnológica transformou o mercado eletrónico num dos sectores em crescimento exponencial a nível mundial (Funk, 2004). O aumento da procura e do consumo de produtos eletrónicos acabou por aumentar a carga de resíduos eletrónicos (lixo eletrónico) como poluente no ambiente (Widmer *et al.*, 2005; Vergara *et al.*, 2012; Relatório da ONU, 2019). O PNUA, 2007, citou os resíduos eletrónicos como *"Resíduos de equipamentos elétricos e eletrónicos"* (REEE), que incluem uma série de aparelhos eletrónicos que são acionados por correntes elétricas ou campos eletromagnéticos, tais como eletrodomésticos, dispositivos de telecomunicações, tecnologias da informação e eletrónica de consumo (Huang *et al.*, 2014).

De acordo com os relatórios, são geradas anualmente cerca de 41,8 toneladas métricas (Mt) de resíduos electrónicos a nível mundial (Balde *et al.*, 2014). As Nações Unidas afirmaram que, em 2016, foram gerados 45 milhões de toneladas de resíduos electrónicos, que aumentaram 21% em 2017 (Balde *et al.*, 2017), prevendo-se que a produção mundial de resíduos electrónicos aumente para 74,7 milhões de toneladas em 2030. O desequilíbrio entre a produção e a eliminação de resíduos electrónicos tem sido atribuído a um quadro legislativo deficiente, à falta de infra-estruturas, ao desconhecimento e à indisponibilidade de protocolos de eliminação ecológicos (Bhutta *et al.*, 2011).

Os avanços tecnológicos contribuíram para a produção de dispositivos mais pequenos no sector das TI e das telecomunicações. Os telemóveis fora de uso contribuem para uma parte significativa do total de resíduos electrónicos (San *et al.*, 2016). As estatísticas (2010) das alfândegas do Sri Lanka indicam uma taxa de crescimento de 25% na produção de telemóveis, que tende a ser a percentagem máxima de crescimento entre os equipamentos eléctricos e electrónicos (Thavalingam *et al.*, 2016). A assinatura global de telemóveis atingiu 6,8 mil milhões em 2013, sendo este crescimento impulsionado principalmente por países em desenvolvimento como a Índia (Yadav e Yadav, 2014).

No entanto, observou-se um rápido crescimento do negócio dos telemóveis em todo o mundo, mas a disponibilidade de versões actualizadas dos telemóveis encurtou o tempo de vida dos telemóveis antigos, pelo que as pessoas tendem a substituir os seus telemóveis antigos por versões actualizadas, o que acabou por contribuir para a geração de resíduos de telemóveis (Xu *et al.*, 2016). A Figura 5.1 ilustra o número crescente de utilizadores de telemóveis em todo o mundo.

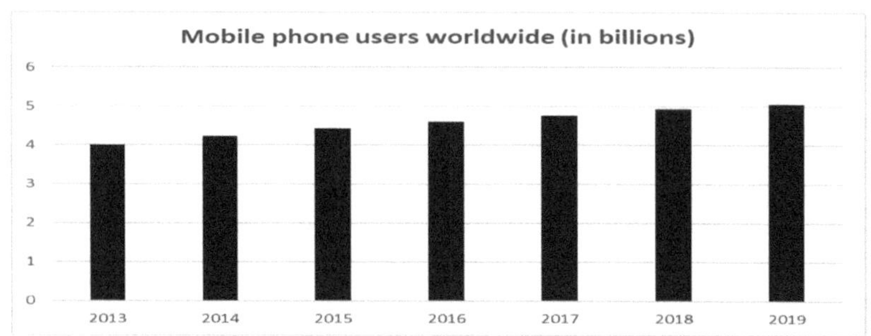

Figura 5.1: Utilizadores de telemóveis em todo o mundo (em milhares de milhões)

A Índia, uma nação em desenvolvimento, tem o segundo maior número de assinantes de telemóveis, com 900 milhões (Stalin *et al.*, 2016). A Índia está agora a emergir como o segundo maior mercado de smartphones depois da China. A China tem cerca de 800-1000 milhões de utilizadores totais de telemóveis (Awasthi, 2018).

Com o aumento dos resíduos de telemóveis, há também a existência de uma legião de materiais perigosos no seu interior (por exemplo, cádmio, chumbo, mercúrio, lítio, ésteres polibromados, etc.) que acabaram por representar uma séria ameaça para o ambiente (Kaur e Deswal, 2019). Os resíduos de telemóveis ou telemóveis em fim de vida contêm uma combinação complexa de elementos tóxicos em níveis ínfimos e a descarga destas substâncias no solo circundante, ou se não forem tratadas, afectam negativamente a saúde humana e a ecologia (Sarath *et al.*, 2015). Cerca de 2 anos é o tempo de vida médio de um telemóvel (Kasper *et al.*, 2011). O aumento da produção de telemóveis e a montagem de resíduos de telemóveis está a causar um enorme vandalismo para a saúde humana e o ecossistema. O sector informal e os sucateiros gerem mais de 95% dos resíduos electrónicos (Sarath *et al.*, 2015). Muitos países começaram agora a refletir sobre esta questão e a trabalhar para utilizar estes resíduos através da reciclagem e da reutilização formal.

Por exemplo, um ambiente industrial altamente regulamentado com um protocolo baseado em tecnologias avançadas foi adotado por países desenvolvidos como os EUA, o Japão, a Suíça e a Austrália como abordagem sustentável para a gestão dos resíduos electrónicos. No entanto, apesar do desenvolvimento de novas tecnologias nos países desenvolvidos, apenas 10% dos telemóveis electrónicos são reciclados e os restantes 90% são armazenados em casa pelos consumidores ou depositados em aterros sanitários (Silveira e Chang, 2010). A falta de um protocolo de eliminação de resíduos de telemóveis e de uma estratégia de recuperação orientada para a tecnologia em países como a Índia, a China e o Sri Lanka acabou por se tornar uma ameaça para a gestão dos resíduos sólidos. O presente documento tem como objetivo analisar as estratégias existentes de eliminação ou o protocolo de reciclagem seguido para os resíduos de telemóveis e o impacto do desmantelamento no ambiente e na saúde humana também foi elaborado. Além disso, discutimos o impacto da reciclagem informal de resíduos de telemóveis no ambiente e na saúde humana e os vários riscos para a saúde causados pela mesma.

5.2 Composição do material do telemóvel

Os telemóveis são constituídos principalmente por vários componentes, como a placa de circuito impresso, os altifalantes, a caixa de plástico, o ecrã de cristais líquidos, as estruturas de aço, a antena e os microfones (Gupta *et al.*, 2020). De acordo com a literatura disponível, a composição material de um telemóvel pode ser agrupada principalmente em plásticos (41,5% p/p), metais (37,4% p/p), cerâmica (12,5% p/p), epóxi (6,3% p/p) e outros compostos orgânicos (Wu *et al.,* 2008). De acordo com vários estudos realizados por investigadores, 60%-85% dos materiais presentes num telemóvel típico podem ser reciclados e reutilizados (Moltó *et al.*, 2011). É também relevante mencionar que os metais pesados presentes nos resíduos de telemóveis, como o chumbo, o níquel, o crómio, o cobre e outros materiais tóxicos, como o éter difenílico polibromado e os bifenilos polibromados (PCB), são uma preocupação ambiental (Geyer *et al.*, 2010).

O cobre, o ouro e a prata são normalmente utilizados para a cablagem. O lítio e o cobalto são utilizados para as baterias. Os elementos de terras raras, como o ítrio, o térbio e o disprósio, são utilizados para produzir as cores brilhantes do ecrã (Sarath *et al.*, 2015). Os ecrãs são constituídos principalmente por vidro de aluminossilicato (combinação de óxido de alumínio e dióxido de silício). É adicionada uma fina camada de óxido de estanho e de óxido de índio para permitir as funções de ecrã tátil. São também adicionados vários metais de terras raras para processar as cores no ecrã tátil (por exemplo: ítrio, lantânio e térbio, etc.) (Xu *et al.*, 2016). O tipo de bateria utilizado atualmente é de iões de lítio. Estas baterias utilizam óxido de lítio-cobalto como elétrodo positivo e o elétrodo negativo é de carbono sob a forma de grafite. Para soldar os componentes electrónicos dos telemóveis, utiliza-se estanho e chumbo como agente de soldadura. O silício puro é utilizado para fabricar o chip do telemóvel que conduz a eletricidade. O silício puro é utilizado para produzir o chip e o processador do telemóvel. O silício utilizado é depois exposto ao calor e ao oxigénio para formar uma camada de dióxido de silício na superfície (Thavalingam *et al.*, 2016). A Figura 5.2 ilustra os vários elementos do telemóvel.

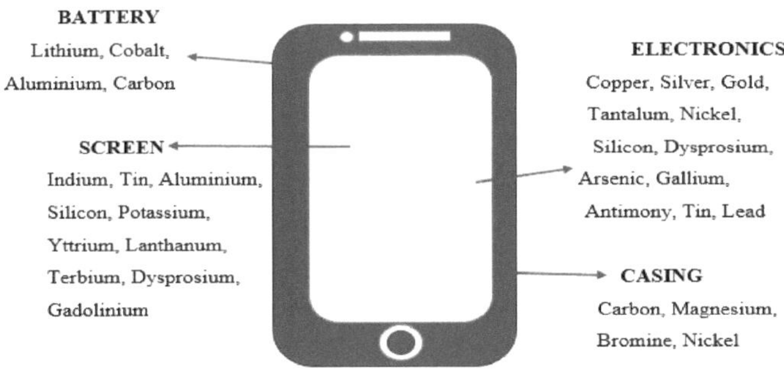

Figura 5.2: Estrutura do telemóvel

Os materiais utilizados nos telemóveis são semelhantes a outros equipamentos electrónicos e eléctricos, incluindo LCD e PCB, que constituem cerca de 30-70% da massa por unidade (Kidee *et al.*, 2013). Para a constituição química do PCB e do LCD, são utilizados vários elementos de terras raras e preciosas, como o ouro, a prata, o paládio, e uma variedade de metais tóxicos perigosos, como o arsénio, o berílio, o lítio, o chumbo e o níquel, etc. (Takahashi *et al.*, 2009). A literatura sugere que 80% dos materiais, como o policarbonato (PC), o poliestireno de alto impacto (HIPS), o acrilonitrilo-butadieno-estireno (ABS) e as misturas PC/ABS, podem ser reciclados, o que implica que a monitorização regular e a abordagem de remediação orientada para a tecnologia podem diminuir a carga de resíduos de telemóveis (Kasper *et al.*, 2011; Moltó *et al.*, 2011).

5.3 Legislação e regulamentação sobre resíduos electrónicos na Índia

Os resíduos electrónicos estavam abrangidos pelas Regras de Gestão de Resíduos Perigosos (HWM), na Lei de Proteção do Ambiente (EPA) de 1986, antes da autorização das Regras de Resíduos Electrónicos (Gestão e Manuseamento) de 2011. Ao abrigo destas regras, o fabricante informa os consumidores sobre os componentes tóxicos e perigosos dos produtos. No entanto, o governo pode cobrar taxas aos grandes consumidores (empresas, etc.) pela reciclagem dos seus resíduos electrónicos. Os consumidores a granel têm a responsabilidade de verificar se os resíduos electrónicos são recolhidos corretamente. Devem manter registos e disponibilizá-los aos comités de controlo da poluição ou aos conselhos estatais de controlo da poluição (Bhaskar *et al.*, 2017). A nível mundial, as preocupações com a gestão dos resíduos electrónicos levaram à formulação de múltiplas políticas e regulamentos para restringir as quantidades de substâncias tóxicas nas ferramentas electrónicas que utilizamos (Gupta *et al.*, 2020).

A reciclagem informal é praticada principalmente em países como a Índia e a China e envolve a desmontagem manual, o banho de ácido e a queima em condições de má gestão (Pradhan e Kumar, 2014). Devido à elevada taxa de produção de resíduos electrónicos no país e à importação *por* vias ilegais dos países desenvolvidos, a gestão dos resíduos electrónicos na Índia está a tornar-se um problema grave (Yadav e Yadav, 2014). O Governo da Índia, o Ministério do Ambiente e das Florestas (MoEF, 2011) já estabeleceu regras e regulamentos para a recolha, o desmantelamento e o tratamento dos resíduos electrónicos. No entanto, encontram-se na fase inicial de implementação. Os resíduos de telemóveis estão a ser processados informalmente para recuperar metais através de um banho de ácido a céu aberto e da queima de plásticos ou são depositados em aterros juntamente com os resíduos sólidos urbanos (Yadav e Yadav, 2014).

Os regulamentos relativos aos resíduos electrónicos estão a ser impostos e tornados obrigatórios para superar os seus efeitos na saúde humana e no ambiente. Ao abrigo da Convenção de Basileia, promulgada em 1989 e aprovada por 181 países, é proibido o movimento transfronteiriço de resíduos perigosos (Grant *et al.*, 2013). Apesar dos regulamentos, esta convenção tem lacunas que permitem o transporte de resíduos electrónicos se estes se destinarem a reutilização. Esta situação levou à exportação de uma grande quantidade de resíduos de equipamentos eléctricos e electrónicos (REEE) em fim de vida (Perkins *et al.*, 2014). No entanto, estes resíduos electrónicos exportados para reutilização contribuem para ser a principal razão dos problemas de reciclagem nos países em desenvolvimento e receptores (Ogunseitan, 2013). Na UE, a Diretiva REEE exige que os fabricantes e os importadores, entre os membros, aceitem os produtos dos utilizadores e assegurem uma eliminação correta (Widmer *et al.*, 2005; Ongondo *et al.*, 2011). Uma das primeiras iniciativas de regulamentação da gestão foi tomada em 1988, quando foram despejadas na Nigéria 4000 toneladas de resíduos perigosos provenientes de Itália (Odubela *et al.*, 1996). A Convenção de Bamako é um tratado ou acordo de países africanos contra a importação de quaisquer resíduos electrónicos perigosos. Foi assinada em 30th de janeiro de 1991 e entrou em vigor em 1998 (Ongondo *et al.*, 2011). A Diretiva da União Europeia classificou os resíduos de telemóveis como parte dos REEE, na categoria 3, juntamente com os dispositivos de TI e de telecomunicações (UNEP, 2007a, b; Diretiva EUD 2012, E.C., 2012).

5.4 Avaliação do ciclo de vida dos telemóveis

É provável que a ecotoxicidade e a poluição ambiental surjam devido à reciclagem informal de EdL-MPs, devido a técnicas de tratamento abaixo das normas e à falta de métodos de controlo das emissões durante a reciclagem informal de telemóveis. A reciclagem formal e os procedimentos normalizados de reciclagem de resíduos electrónicos são susceptíveis de produzir uma poluição mínima ou nula. Além disso, as emissões e os subprodutos libertados devido à reciclagem informal também podem ser prejudiciais para os indivíduos envolvidos nos procedimentos de reciclagem informal (Gupta *et al.*, 2020).

Foram realizados muitos estudos para avaliar possíveis impactos ecológicos e na saúde humana através do modelo USEtox 2.12 (modelo ambiental padronizado para determinar o impacto humano (carcinogénico/não carcinogénico) (Gupta *et al.*, 2020). O modelo USEtox 2.12 foi desenvolvido pela Society for Environmental Toxicology and Chemistry (SETAC). A ecotoxicidade e a toxicidade humana devidas a vários componentes dos resíduos de telemóveis foram verificadas utilizando este modelo.

5.5 Composição elementar do telemóvel

As quantidades ponderadas de metais e metalóides nos telemóveis EoL-MPs foram medidas utilizando o modelo USEtox 2.12. O teor total de metais num telemóvel básico varia entre 8,5 e 13,3%. Individualmente, o teor de metais nos LCDs e PCBs dos telemóveis básicos é de 0,2-0,6% e 28,0-35,7%, respetivamente. Nos PCB dos telemóveis básicos, o metal mais abundante é o Cu (218,787 mg/kg), seguido do Sn (49,460 mg/kg) e do Pb (21,277mg/kg). O Mg (2931 mg/kg) é o metal mais abundante nos LCDs dos telemóveis básicos. Segue-se-lhe o Al (752 mg/kg) e o Cu (189 mg/kg) (Lim e Schoenung, 2010).

Nos telemóveis inteligentes, o teor de metais varia entre 5,7 e 12,7%. No entanto, o teor de metal nos PCBs é de 25,5-40% e nos LCDs é de 3-4,40%. As quantidades de Cu encontradas foram de 225, 576 mg/kg. O Ni está presente em quantidades médias de 12, 033 mg/kg e o Sn está presente em quantidades de 43, 479 mg/kg. As quantidades de B encontradas nos ecrãs LCD dos telemóveis inteligentes foram de 0-21587 mg/kg. Seguem-se o Al (7884 mg/kg) e o Cu (1288 mg/kg). Os metais preciosos como Au, Ag e Pt estão presentes nos PCB tanto dos telemóveis básicos como dos smartphones. Os telemóveis básicos têm Ag em quantidades de 194mg/kg, seguido de Au (113mg/kg) e Pt (2,7 mg/kg). Também nos telemóveis inteligentes, os elementos mais abundantes são a Ag (511 mg/kg), o Au (16mg/kg) e a Pt (0,7mg/kg) (Lim e Schoenung, 2010). A Figura 5.3 ilustra a comparação entre as composições metálicas dos smartphones e dos telemóveis.

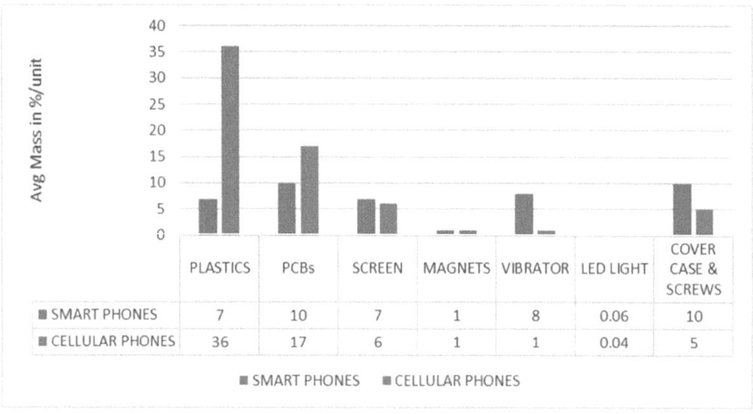

Figura 5.3: Comparação entre as composições metálicas dos Smartphones e dos telemóveis

5.6 Neurotóxicos em resíduos de telemóveis

É sabido que os resíduos de telemóveis e os telemóveis descartados contêm metais pesados e substâncias químicas como o chumbo, o mercúrio, o cobre, o alumínio, o crómio, o cobalto, o níquel, etc. Embora a toxicidade destes metais e produtos químicos nos resíduos de telemóveis ainda não tenha sido determinada, a exposição a estes tóxicos pode causar neurotoxicidade no desenvolvimento. As crianças que vivem nas comunidades de reciclagem de resíduos electrónicos correm um risco elevado de desenvolver neurotoxicidade, uma vez que estão expostas a estes produtos químicos ao longo da sua vida (Chen *et al.*, 2011). Os recém-nascidos, os fetos em desenvolvimento e as crianças pequenas correm um risco elevado de desenvolver deformidades relacionadas com o crescimento neuronal, a diferenciação celular, a mielinização e a sinaptogénese. O Quadro 5.1 resume a neurotoxicidade para o desenvolvimento, as suas vias de exposição e outras possíveis fontes de exposição.

Quadro 5.1: Neurotóxicos e sua via de exposição possível

Tóxico	Função neurofisiológica potencialmente afetada em crianças	Exposição transplacentária	Exposição Lactacional	Via de exposição
Pb	Capacidades motoras, memória, atenção, hiperatividade, resultados académicos	Sim	Sim	Ar, poeiras, água, solo, tinta com chumbo
Hg	Cognição, linguagem, funções motoras, atenção	Sim	Sim	Ar, marisco, vapores de Hg
Cd	Cognição	Limitada	Sim	Ar, poeira, fumo de tabaco
Cr	Funções motoras	Sim	Sim	Ar, poeira, água
PCBs	Cognição, funções visuais e espaciais, memória, atenção, controlo impulsivo, capacidades motoras	Sim	Sim	Ar, poeira, marisco
PBDEs	Cognição	Sim	Sim	Ar, poeira, solo

5.7 Gestão dos resíduos de telemóveis (RMP)

Os resíduos de telemóveis que são deitados fora após a sua utilização ou após o seu prazo de validade completo podem ser reciclados até 95%. A recuperação razoável de metais preciosos a partir de resíduos electrónicos, em especial de MPE, levou à invenção de métodos sustentáveis de recuperação (Pradhan e Kumar, 2014). Os telemóveis usados e os resíduos de telemóveis têm caraterísticas de elevada reciclabilidade se forem tratados adequadamente (Darby e Obara, 2005). Os investigadores descobriram que uma bateria de telemóvel usado contém toxinas e metais pesados suficientes para causar um impacto perigoso no ambiente e na saúde humana (Musson *et al.*, 2006).

Os passos para a gestão dos resíduos de telemóveis surgiram principalmente depois de 2011, quando a UE estabeleceu regulamentos sobre o tratamento de resíduos electrónicos e a diretiva relativa à restrição de substâncias perigosas (RoHS). O estudo realizado por Tanskanen e Butler (2007) revelou que os procedimentos seguidos em países como os EUA e a Finlândia no âmbito do sistema de retoma tinham um elevado potencial de recuperação de telemóveis usados através da sua renovação e reutilização. Foram realizados vários estudos e investigações para estabelecer o método mais adequado para a reciclagem de telemóveis usados. Os países da região Ásia-Pacífico (Índia, China, Malásia e Coreia) desenvolveram os seus regulamentos após a Convenção de Basileia e a diretiva da UE sobre resíduos electrónicos. No entanto, a falta de legislação adequada tornou-se um grande obstáculo à gestão (Sarath *et al.*, 2015).

5.8 Identificação do material e sua recuperação

Os polímeros, os metais ou as peças reutilizáveis, como os ecrãs e as placas de circuito impresso, são os componentes dos telemóveis. Os investigadores estão a adotar vários métodos e técnicas para identificar o tipo de material a recuperar (Sarath, 2015).

5.8.1 Recuperação de polímeros

A recuperação de polímeros ganhou grande importância e atenção após o estabelecimento de diretivas da UE e de outras legislações. Foi dada atenção à importância da recuperação de polímeros para além da recuperação de metais, uma vez que se verificou que 35%-45% dos telemóveis são constituídos por polímeros. Uma vez que a recuperação de polímeros de telemóveis fora de uso ainda se encontra nos níveis preliminares, não existe muita literatura disponível para apoiar esta afirmação. Normalmente, estão a ser seguidos dois esquemas de reciclagem diferentes para os plásticos recuperados do tratamento de telemóveis, *ou seja*, a reciclagem mecânica e a recuperação de energia. Verificou-se que, no processo de recuperação de energia, eram queimadas grandes quantidades de plástico. Isto provocou a emissão de grandes quantidades de gases com efeito de estufa que afectam gravemente o ambiente. No caso da reciclagem mecânica, verificou-se que são utilizados menos recursos e, por conseguinte, o impacto no ambiente é menor (Takahashi *et al.*, 2007).

5.8.2 Recuperação de metais

A recuperação de metais sempre foi a principal prioridade na reciclagem de telemóveis. Verificou-se que são utilizadas diferentes técnicas para a recuperação de metais valiosos e de metais menos preciosos. Para os metais valiosos (ouro, prata), o processo de lixiviação é seguido utilizando uma solução menos perigosa de tiossulfato cúprico - amoníaco, com uma recuperação que pode atingir os 95%. Também estão a ser seguidos procedimentos de biolixiviação para extrair ouro e cobre de telemóveis fora de uso e PCB. *A Chromobacterium violaceum (C. violaceum)*, uma bactéria geradora de cianeto em meio de glicina, está a ser utilizada no processo de biolixiviação. As taxas de recuperação de cobre e ouro foram de 24% e 11%, respetivamente (Sarath *et al.*, 2015). Noutro estudo, utilizou-se a tioureia para recuperar ouro e prata de resíduos de telemóveis. A taxa de recuperação foi de 90% e 50% de ouro e prata, respetivamente (Jing-Ying *et al.*, 2012).

Os metais menos valiosos também constituem o principal componente dos telemóveis, juntamente com metais preciosos como a prata, o ouro e o paládio (Sarath *et al.*, 2015). Estes metais incluem o cádmio, o estanho, o cobalto, o níquel, etc. As baterias dos telemóveis contêm dois metais principais: o níquel e o cobalto. Para a lixiviação destes metais, são utilizados os ácidos sulfúrico, clorídrico e nítrico. As taxas de recuperação foram de 90% para o níquel e de 80% para o cobalto (Sakultung *et al.*, 2007). O lítio e o cobalto das baterias de telemóveis fora de uso são extraídos utilizando ácido sulfúrico como lixiviante. No período de 60 minutos, 70% do cobalto e 99% do lítio foram extraídos (Jha *et al.*, 2013).

Verificou-se agora que a recuperação de metais e outros componentes de telemóveis descartados é muito viável. Os investigadores descobriram que um telemóvel é composto por 30-45% de componentes perigosos e tóxicos (Wu *et al.*, 2008). As toxinas persistentes e bioacumuláveis (PBT), que incluem metais como o zinco, o cádmio, o chumbo, o cobre, o arsénico, etc., podem causar tumores, cancros, dificuldades neurológicas, de desenvolvimento e de comportamento sexual. Há alguns países que estão a procurar adotar determinadas estruturas legais e pouco dispendiosas para uma gestão correta dos resíduos de telemóveis (Silveira e Chang, 2010). Países como a Alemanha, a Suíça, etc., formularam regras e diretrizes nacionais sobre a gestão dos resíduos de telemóveis (Queiruga *et al.*, 2012). Estas nações tiveram problemas com a crise dos resíduos de telemóveis e lançaram orientações, segundo as quais a responsabilidade recai sobre os fabricantes de telemóveis (Thavalingam, 2016). Os WMPs são inicialmente montados e depois submetidos à reciclagem. Em primeiro lugar, é efectuada uma trituração para a remoção da caixa e da tampa, após o que se procede ao processo de trituração, sendo os telemóveis retalhados em pequenos pedaços. A separação magnética é efectuada para a recuperação do ferro dos corpos dos telemóveis. A fundição envolve o aquecimento e a fusão para a recuperação das ligas de Co e Cu. A fundição é seguida de refinação; é feita para a extração de ouro, prata e cobre. O principal objetivo da gestão dos telemóveis é reduzir o grau de efeitos nocivos dos seus componentes em todas as fases do processamento (Jang e Kim, 2010)

A reciclagem dos resíduos de telemóveis e a sua montagem são geralmente consideradas iniciativas voluntárias ou são orientadas para o ambiente, principalmente pela legislação ou pelo mercado lucrativo (Geyer e Doctori, 2010). O modelo seguinte foi apresentado por Chancerel e Rotter (2009) para a recolha de resíduos de telemóveis:

- **Programa de entrega**

Envolve estações de montagem temporárias e centros e pontos de montagem permanentes nas ruas.

- **Programas de recolha**

Os resíduos de telemóveis são recolhidos nos escritórios e nas casas pelos colectores.

- **Coleção de distâncias**

Através deste sistema, o consumidor pode enviar o telemóvel fora de uso para o coletor por correio.

Na Índia, a Nokia foi a primeira marca a iniciar o seu programa de *"retoma e reciclagem"* em 2008. O seu principal objetivo é sensibilizar para a reciclagem de dispositivos móveis (Silveira e Chang, 2010). A gestão eficaz dos resíduos de telemóveis deve ser acompanhada de sistemas de gestão de resíduos electrónicos, e o seu sucesso depende da legislação e da administração governamentais. Só a legislação governamental não é suficiente para que os procedimentos de gestão dos telemóveis descartados sejam construtivos, mas também o ponto de vista dos cidadãos e dos fabricantes. Entre os cidadãos, a falta de conhecimento sobre os efeitos nocivos dos materiais perigosos utilizados nos telemóveis funciona como uma barreira, mantendo os resíduos de telemóveis longe dos procedimentos formais de reciclagem (Joseph, 2007). Factores como a satisfação, o preço e a autoridade tendem a influenciar as preocupações do consumidor relativamente à recolha (Yifun *et al.*, 2016).

O modelo clássico de reciclagem de telemóveis envolve o reprocessamento dos resíduos de telemóveis adquiridos aos geradores de resíduos (Mohanty, 2011). Existem vários projectos de reciclagem relacionados com a reciclagem de telemóveis executados em muitos países, em todo o mundo. São eles:

ÍNDIA- ECORECO

Trata-se de uma das primeiras iniciativas da Índia no domínio da reciclagem e do reprocessamento de resíduos electrónicos, que se preocupa com práticas inovadoras e ecológicas de eliminação de resíduos electrónicos. A Ecoreco foi criada em 1994 e está empenhada em utilizar métodos científicos para a eliminação e reciclagem corretas dos resíduos electrónicos (Thavalingam, 2016)

EUROPA- FONEBAK

O Fonebak é um projeto amplamente praticado na Europa. As pessoas podem enviar os seus telemóveis antigos por correio ou deixá-los em várias lojas envolvidas no Fonebak. Desmontam os resíduos de telemóveis e as partes que não podem ser recicladas são incineradas (Thavalingam, 2016)

AMÉRICA DO NORTE- ecoATM

A EcoATM é referida como a primeira estação de reciclagem de resíduos electrónicos do mundo. Contribuiu para aumentar a participação das pessoas na gestão dos resíduos electrónicos, uma vez que oferecia dinheiro em troca da devolução de telemóveis, tablets, etc. fora de uso (Hiskes, 2011).

5.9 Lacunas na gestão de telemóveis descartados na Índia

- A eliminação e reciclagem ilegais e informais dos resíduos de telemóveis é uma das principais causas da sua acumulação.
- Falta de sensibilização das pessoas para a reciclagem de telemóveis velhos e fora de uso.
- Venda de telemóveis usados a comerciantes de segunda mão.

Os fabricantes e fornecedores devem oferecer aos consumidores incentivos ou recompensas sob a forma de descontos em novos telemóveis, juntamente com a devolução do aparelho antigo. Isto ajudará a sensibilizar e a consciencializar os membros da comunidade para a reciclagem de telemóveis usados. Devido à falta de sensibilização para a reciclagem de telemóveis, as pessoas tendem a guardar os telemóveis velhos em casa ou a vendê-los em mercados de segunda mão. Para evitar esta situação, as autoridades devem obrigar as partes interessadas a depositar os seus telemóveis velhos nos fornecedores para reciclagem obrigatória.

Os fabricantes de telemóveis devem tomar medidas e alargar as caraterísticas que envolvem materiais menos ou nada tóxicos e uma maior reciclabilidade dos aparelhos. Estão em curso investigações para o desenvolvimento de telemóveis biodegradáveis, uma vez que os resíduos electrónicos são um fenómeno interminável e, à medida que se fabricam novos produtos, também se geram resíduos. Os cientistas e investigadores deveriam trabalhar na procura de materiais que possam ser facilmente biodegradados e ajudar a evitar toneladas de resíduos electrónicos. O governo e a legislação devem regulamentar a reciclagem obrigatória de telemóveis velhos/desperdiçados. Dado que a tecnologia está a evoluir e as pessoas mudam de telemóvel antes de este estar completamente operacional, estes telemóveis fora de uso devem ser renovados e reutilizados por pessoas de zonas economicamente subdesenvolvidas.

A sensibilização para as várias iniciativas tomadas por empresas privadas deve ser feita através de anúncios em jornais, redes sociais, rádios, televisões, etc., uma vez que estas plataformas são utilizadas pela maior parte da população, o que ajudará a aumentar a consciência das pessoas relativamente a esta questão.

O principal objetivo destas iniciativas e programas é reduzir os resíduos gerados pelos telemóveis antigos e reciclá-los através de métodos que causem o mínimo de danos ao ambiente e à saúde humana.

5.10 Conclusão

Os resíduos electrónicos tornaram-se um grande desafio para todos, uma vez que a sua taxa de crescimento é muito superior à taxa de eliminação e reciclagem. A gestão dos resíduos de telemóveis exige melhorias imediatas. Devem ser implementados planos operacionais corretos e a reciclagem informal deve ser completamente eliminada. Deve ser implementado um protocolo de proteção adequado para as pessoas e os trabalhadores que trabalham na eliminação de resíduos electrónicos e de telemóveis, bem como instruir as pessoas sobre as questões actuais que constituem uma ameaça para o ambiente e a saúde pública.

Os países avançados introduziram regras, orientações, regulamentos e métodos para lidar com o impacto dos resíduos de telemóveis. Na Índia, com a progressão e o crescimento que estão a ocorrer, verifica-se uma melhoria na vida das pessoas. Além disso, está a ser produzido um grande número de telemóveis, o que gera preocupações relacionadas com a sua gestão. Apesar da melhoria da economia e dos esforços improvisados, a Índia ainda está a aprender com os países avançados em termos de gestão dos resíduos de telemóveis. Na Índia, há várias empresas privadas envolvidas na reciclagem de telemóveis usados (por exemplo: Cashify, Karma Recycling, Ecoreco, etc.). A Índia também exige que o governo e a legislação intervenham na reciclagem de telemóveis usados. Juntamente com as tecnologias e técnicas de desmantelamento, devem ser desenvolvidos métodos para utilizar componentes preciosos dos telemóveis fora de uso.

5.11 Referências

Awasthi AK e Li J. Management of Electrical and Electronic Waste: Uma avaliação comparativa da China e da Índia. *Renew Sust Energy Rev* 2017; 76: 434-447.

Awasthi AK, Zeng X e Li J. Environmental Pollution of Electronic Waste Recycling in India (Poluição ambiental da reciclagem de resíduos electrónicos na Índia): Uma revisão crítica. *Environ Pollut* 2016; 211.

Awasthi AK, Zeng X, Li J. Environmental Pollution of Electronic Waste Recycling in India (Poluição ambiental da reciclagem de resíduos electrónicos na Índia): Uma revisão crítica. *Environ Pollution* 2016; 211: 259-270.

Balde CP, Forti V, Gray V, Kuehr R, Stegmann P. The global e-waste monitor 2017". In *Universidade das Nações Unidas (UNU)/União Internacional das Telecomunicações (UIT)/Associação Internacional de Resíduos Sólidos (ISWA), Bona/Genebra/Viena 2017.* Disponível em: https://collections.unu.edu/eserv/UNU:6341/Global-E-waste_Monitor_2017__electronic_ single_ pages_.pdf (Acedido em 29th janeiro 2023).

Bhaskar K, Turaga RMR. India's E-Waste Rules and their Impact on E-Waste Management Practices: Um estudo de caso. *J Ind Eco* 2018; 22(4): 930-942.

Bhutta MKS, Omar A e Yang X. Electronic Waste: A Growing Concern in Today's Environment (Uma preocupação crescente no ambiente atual). *Econ Res* 2011.

Chancerel P, Rotter S. Recycling-Oriented Characterization of Small Waste Electrical and Electronic Equipment (Caracterização orientada para a reciclagem de pequenos resíduos de equipamentos eléctricos e electrónicos). *Waste Manag* 2009; 29(8): 2336-2352.

Chen A, Dietrich KN, Hou X. Developmental Eurotoxicants in E-Waste: An Emerging Health Concern. *Environ Health Persp* 2011; 119(4): 431-438.

Cui J, Zhang L. Metallurgical Recovery of Metals from Electronic Waste (Recuperação metalúrgica de metais a partir de resíduos electrónicos): A Review. *J Hazard Mater 2008*; 158(2-3): 228-256.

Darby L, Obara L. Household Recycling Behaviour and Attitudes towards the Disposal of Small Electrical and Electronic Equipment. *Resour Conserv Recycl* 2005; 44(1): 17-35.

Funk JL. The Product Life Cycle Theory and Product Line Management: The Case of Mobile Phones. *Trans Eng Manag* 2004; 51: 142-152.

Geyer R e Doctori Blass V. The Economics of Cell Phone Reuse and Recycling (A economia da reutilização e reciclagem de telemóveis). *Int J Adv Manuf Technol* 2010; 47: 515-525.

Grant K, Goldizen BA, Sly FC, Brune PD, Neira M, van den Berg M, Norman RE. Health Consequences of Exposure to E-Waste: A Systematic Review. *Lancet Glob Health* 2013; 1(6): 350-361.

Gupta N, Trivedi A e Hait S. Material Composition and Associated Toxicological Impact Assessment of Mobile Phones (Composição do material e avaliação do impacto toxicológico associado dos telemóveis). 2020.

Huang J, Chen M, Chen H, Chen S. Sun Q. Comportamento de lixiviação de cobre de placas de circuito impresso de resíduos com líquido iónico ácido de Bronsted. *J Waste Manag* 2014; 34(2): 483-488.

Jha MK, Kumari A, Jha AK, Kumar V, Hait J, Pandey BD. Recuperação de lítio e cobalto de resíduos de baterias de iões de lítio de telemóveis. *Waste Manag* 2013 Sep; 33(9): 1890-1897.

Kalyan B e Turaga R. India's E-Waste Rules and Their Impact on E-Waste Management Practices: A Case Study. 2007.

Kasper AC, Berselli GB, Freitas BD, Tenório JA, Bernardes AM, Veit HM. Placas de Cablagem Impressa para Telemóveis: Caracterização e Reciclagem do Cobre. *J Waste Manag* 2011; 31(12): 2536-2545.

Kaur A, Deswal S. Gestão sustentável dos resíduos sólidos nas cidades indianas. *Lect Notes Civ Eng* 2019; 32: 239-251.

Khetriwal D, Kraeuchi P, Widmer R. Producer Responsibility for E-Waste Management: Key Issue for Consideration - Learning from Swiss Experience. *J Environ Manag* 2009: 90.

Kim E, Jun YR, Jo HJ. Toxicity Identification in Metal Plating Effluent: Implications in Establishing Effluent Discharge Limits Using Bioassays in Korea (Implicações no estabelecimento de limites de descarga de efluentes utilizando bioensaios na Coreia). *Mar Pollut Bull* 2008: 57.

Kurian J. Electronic Waste Management in India-Issues and Strategies, Proceedings Sardinia 2007, Eleventh International Waste Management and Landfill Symposium S. Margherita di Pula, Cagliari, Itália; 1-5 de outubro de 2007.

Lincoln J, Ogunseitan O, Shapiro A, Saphores J. Leaching Assessments of Hazardous Materials in Cellular Telephones (Avaliações da lixiviação de materiais perigosos em telemóveis). *Environ Sci Technol* 2007: 2572-2578.

Moltó J, Egea S, Conesa JA e Font R. Decomposição térmica de resíduos electrónicos: Caixa de telemóvel e outras peças. *Waste Manag* 2011; 31(12): 2546-2552.

Musson. RCRA Toxicity Characterization of Discarded Electronic Devices Environ. *Sci Technol* 2006; 40: 8.

Nijman S. Relatório da ONU: Chegou a altura de aproveitar a oportunidade e enfrentar o desafio dos resíduos electrónicos. 2019.

Ogunseitan, O. A Convenção de Base e os resíduos electrónicos: Tradução da Incerteza Científica em Política Projectiva. *Lancet Glob Health* 2013: 1.

Ongondo FO, William ID. Mobile Phone Collection, Reuse and Recycling in the UK (Recolha, reutilização e reciclagem de telemóveis no Reino Unido). *Waste Manag* 2011; 31(6): 1307-1315.

Perkins DN, Drisse MNB, Nxele T, Sly PD. E-Waste: A Global Hazard. Ann Glob Health 2014; 80(4): 286-295.

Pradhan JK, Kumar S. Informal E-Waste Recycling: Avaliação do risco ambiental da contaminação por metais pesados na zona industrial de Mandoli, Deli, Índia. *Environ Sci Pollut Res Int* 2014; 21(13): 7913-7928.

Priya A, Hait S. Caracterização da toxicidade de metais de várias placas de circuito impresso de resíduos. *Proc Saf Environ Prot* 2018: 116: 1-14.

Queiruga D, Benito JG, Lannelongue G. Evolução do sistema de gestão de resíduos electrónicos em Espanha. *J Clean Prod* 2012; 24: 1-12.

Sakultung S, Pruksathhorn K, Hunsom M. Recuperação simultânea de metais valiosos de baterias usadas de telemóveis através de um processo de lixiviação ácida, 2007.

San Q, Muntaha C, Hossain MM. E-Waste Generation from Mobile Phone and its Recovery Potential in Bangladesh (Geração de resíduos electrónicos a partir de telemóveis e seu potencial de recuperação no Bangladesh). *J Environ Sci Nat Resour* 2016: 9: 91-94.

Sarath P, Bonda S, Mohanty S, Nayak SK. Mobile Phone Waste Management and Recycling: Views and Trends. *Waste Manag* 2015; 1: 46.

Silveira GTR, Chang SY. Cell Phone Recycling Experiences in the United States and Potential Recycling Options in Brazil (Experiências de Reciclagem de Celulares nos Estados Unidos e Opções Potenciais de Reciclagem no Brasil). *Waste Manag* 2010; 30: 2278-2291.

Stalin P e Abraham SB. Uso de telefones celulares e seus efeitos na saúde entre adultos em uma área semi-urbana do sul da Índia. *J Clin Diagn Res* 2016; 1: 10.

Takahashi KI, Tsuda M, Nakamura J, Otabe K, Tsuruoka M, Matsuno Y, Adachi Y. Análise elementar dos telemóveis para otimizar os cenários de fim de vida. *IEEE* 2009: 1-2.

Tanskanen P, Butler E. Mobile Phone Take Back Learning's from various Initiatives, 2007.

Thavalingam V. Mobile Phone Waste Management in Developing Countries: A Case of Sri Lanka. *Resour Conserv Recy* 2016: 109.

Diretiva U.N.E.P., E.C. Diretiva 2012/19/UE do Parlamento Europeu e do Conselho, de 4 de julho de 2012, relativa aos REEE. *Jornal Oficial da União Europeia L* 2007; 197: 38-71.

Vergara SE, Tchobanoglous G. Municipal Solid Waste and the Environment: A Global Perspective. *Ann Rev Environ Resour* 2012; 37: 277-309.

Widmer R, Kraph HO, Khetriwal DS. Global Perspectives on E-Waste. *Environ Impact Assess Rev* 2005; 25: 436-458.

Wu B, Chan YC, Middendorf A, Gu X, Zhong HW. Assessment of Toxicity Potential of Metallic Elements in Discarded Electronics: A Case Study of Mobile Phones in China, 2008.

Xu C, Zhang W, He W, Li G, Huang J. A situação da gestão de resíduos de telemóveis nos países desenvolvidos e o estado de desenvolvimento na China. *J Waste Manag* 2016; 58: 341-347.

Yadav S, Yadav S. Investigações da lixiviação de metais de peças de telemóveis utilizando os métodos TCLP e WET, 2014.

Yin, J, Gao Y, Xu H. Survey and Analysis of Consumers' Behaviour of Waste Mobile Phone Recycling in China (Inquérito e análise do comportamento dos consumidores relativamente à reciclagem de telemóveis usados na China). *J Clean Prod* 2014: 65.

CAPÍTULO - 6

GESTÃO DO STRESS NO TRATAMENTO DE DOENTES ATRAVÉS DO IOGA E DA MEDITAÇÃO DURANTE A COVID-19

NAVEEN KUMAR[1] , HAWA SINGH[1] , KOMAL SHARMA[1] , NIKITA KHATANA[1] , INDU SHARMA[2] PARIJAT PANDEY[3] E NEELAM VASHIST[*]

[1]Departamento de Gestão, Universidade de Gurugram, Gurugram - 122018, Haryana, Índia

[2]Instituto de Saúde Pública e Higiene, Nova Deli - 110037, Índia

[3]Departamento de Ciências Farmacêuticas, Universidade de Gurugram, Gurugram - 122018, Haryana, Índia

**Autor correspondente; E-mail: neelammsip@gmail.com*

6.1 Introdução

A epidemia de COVID-19 tem tido uma enorme influência na vida das pessoas. Não só aumentou a taxa de doença e de mortalidade, como também provocou enormes perdas económicas e sociais a nível mundial. Foram também manifestadas preocupações quanto à possibilidade de um aumento significativo dos problemas de saúde mental. As pessoas foram confrontadas com stress mental, medo e ansiedade em resultado de situações que surgiram devido a esta pandemia nunca antes vista (Rasania, 2021). Esta pandemia induziu mudanças radicais em todas as facetas das nossas vidas. A pandemia espalhou-se por todo o mundo e quase todas as nações e territórios foram afectados (Pokhrel e Chhetri, 2021). A fim de aplanar a curva e travar a propagação da doença, foram implementadas técnicas de confinamento e de confinamento domiciliário (Sintema, 2020). Devido à pandemia de COVID-19, foram implementadas limitações a nível comunitário e intervenções individuais para controlar a taxa de infeção viral. No entanto, a saúde mental da população foi afetada pela severidade destes regulamentos e pela rapidez com que os governos os puseram em prática (Santos *et al.*, 2022).

A par de outros problemas de saúde pública, como a obesidade e a inatividade física, que foram factores associados a um risco acrescido de hospitalização e morte por COVID-19, o aumento da prevalência de perturbações mentais durante a pandemia foi acompanhado por um aumento de outros problemas de saúde. As tácticas não farmacológicas e as actividades que aderem às normas de distanciamento social são essenciais para combater as ameaças à saúde pública, dados os efeitos da COVID-19 no estilo de vida e na saúde mental ((Santos *et al.*, 2022).

O ioga e a meditação são muito úteis para aliviar o stress. O ioga e a meditação ajudaram muito, durante a pandemia, a resistir às doenças mentais e físicas. O seu impacto na saúde psicológica foi favorável. O ioga demonstrou oferecer benefícios anti-stress eficazes. O ioga ganhou popularidade por melhorar a saúde imunológica e respiratória, para além da saúde mental e da qualidade de vida em geral. Em resposta à questão da COVID-19, o ioga deve ser tomado em consideração como complemento de outros tratamentos para a redução do stress e a regulação imunológica. O ioga tem de ser incorporado nos currículos de medicina e ciências da saúde para ajudar as gerações futuras a tornarem-se física e mentalmente saudáveis (Sarkar *et al.*, 2021).

O stress tem sido relacionado com uma variedade de problemas, incluindo depressão, menor satisfação no trabalho, relações pessoais tensas e problemas de concentração, tomada de decisões e relações com os doentes. Nos últimos anos, a meditação tem recebido cada vez mais atenção como método para reduzir o stress, tanto na população clínica como na população em geral (Oman e Hedberg, 2006). Um grupo de peritos do National Institutes of Health efectuou uma análise rigorosa da investigação científica disponível e encontrou provas *"persuasivas"* de que as terapias de meditação melhoram a saúde das populações clínicas (Seeman *et al.*, 2003).

Durante a pandemia, a atenção das pessoas foi aumentando em relação ao ioga e à meditação. Estas actividades são fáceis de realizar e confortáveis. Durante o confinamento, as pessoas não foram autorizadas a sair à rua. Estas são práticas que as pessoas podem realizar mesmo estando em casa e mantendo-se saudáveis e em boa forma física e mental. Podem ser utilizadas como forma de gerir o stress e apoiar a saúde mental durante a epidemia. De acordo com as revisões sistemáticas, o ioga pode ser considerado uma opção de tratamento suplementar realista e segura para as pessoas com ansiedade e depressão graves. No entanto, a maioria dos estudos foi realizada em contextos clínicos e, atualmente, há uma escassez de provas empíricas sobre os níveis de prática de ioga e as potenciais associações com a saúde mental durante a pandemia. A maioria dos estudos abordou o ioga e a gestão do stress ou a meditação e a gestão do stress. Ambos os aspectos não foram considerados em conjunto em estudos anteriores, especialmente na região NCR da Índia. Por conseguinte, o objetivo do presente estudo é descrever as práticas de ioga e confirmar a sua relação com a gestão do stress entre os indivíduos da NCR da Índia durante a epidemia de COVID-19.

6.2 Revisão da literatura

Crosswell e Yun (2022), este estudo empírico e quantitativo tem um duplo objetivo. Em primeiro lugar, contrastou a eficácia da meditação fornecida por realidade virtual com a meditação em vídeo, conforme determinado pelos resultados dos testes dos alunos. Em segundo lugar, o estudo esclareceu os benefícios da utilização da meditação, quer seja através da realidade virtual ou do vídeo, para melhorar o bem-estar. Uma análise dos resultados do teste t revelou que a meditação em realidade virtual era substancialmente mais vantajosa do que a meditação em vídeo. Os estudantes afirmaram que a utilização de qualquer um dos meios para oferecer instruções de meditação os ajudou a sentirem-se menos ansiosos antes dos exames. Este estudo apresenta dados sobre os efeitos positivos da meditação em realidade virtual no desempenho dos alunos nos exames e nos seus níveis de ansiedade e tem ramificações práticas.

Ciezar *et al.*, (2021) avaliaram a eficácia das intervenções de ioga para ajudar os profissionais de saúde (HHP) e os estudantes de HHP na prevenção e no tratamento de doenças mentais e físicas. Um estudo concluiu que os profissionais de saúde e os estudantes de saúde de uma série de ambientes e experiências podem melhorar tanto mental como fisicamente com a utilização de tratamentos de ioga.

Gupta *et al.*, (2021) De acordo com o estudo, um programa de meditação de 3 semanas pode ser útil para as pessoas que se encontram sob stress moderado a grave, e sugere-se que um programa de meditação seja acrescentado ao currículo médico de graduação. Considera-se que uma mudança do equilíbrio simpático aumentado para a dominância circulatória tem benefícios benéficos.

Hepbern *et al.*, (2021) contribuiu para o estudo dos tratamentos complementares para educadores ao abordar o tema das estratégias de gestão do stress para professores em início de carreira. As táticas da intervenção foram criadas para promover a consciência das ações, emoções e reações, enquanto regulam a resposta ao estresse por meio de mecanismos cognitivos e fisiológicos. Os resultados mostraram melhorias estatisticamente significativas na consciência da atenção, no bem-estar subjetivo e na perceção do stress.

O estudo de **Rasania (2021)** concluiu que uma fração significativa da população estudada sofria de problemas de saúde mental enquanto a epidemia de COVID-19 ainda estava ativa. Foi provado que a prática de ioga e meditação melhora o bem-estar mental. Os resultados mostraram que, tanto no caso do ioga como da meditação, a frequência da prática estava positivamente correlacionada com um grau mais elevado de bem-estar mental, sendo a prática diária a que apresentava as classificações de bem-estar mais elevadas.

Cocchiara *et al.*, (2019) discutiram as variáveis que contribuem para o stress no trabalho e sublinharam a crença entre os profissionais de saúde de que a prática do ioga pode melhorar o seu bem-estar físico, emocional e mental. A investigação sugere que o ioga pode ajudar os profissionais de saúde a gerir o seu stress, mas para dar peso a esta evidência, devem ser realizados estudos metodologicamente sólidos.

Harne *et al.*, (2019) foram utilizadas numerosas metodologias para examinar os efeitos da meditação Om no cérebro e noutras áreas do corpo. Os resultados foram de carácter diverso, pelo que há necessidade de estudos empíricos, experimentais e teóricos. Os resultados do seu estudo mostraram que tanto o ioga como a meditação são benéficos para o bem-estar físico e mental. Descobriram que a meditação Om mantra é a prática mais fácil e mais frequentemente utilizada para reduzir o stress.

Thibodeaux e Rossano (2018) examinaram em profundidade os efeitos da meditação em muitos indicadores da função imunitária e discutiram brevemente o contexto histórico dos vários tipos de meditação. Revelaram que as práticas rituais e espirituais foram outrora os principais métodos de tratamento da saúde utilizados pelos seres humanos. A relevância da ligação mente-corpo na saúde humana é fortemente apoiada por estudos científicos sobre meditação.

Pascoe *et al.*, (2017) mostraram que as poses de ioga e a redução do stress baseada na atenção plena são dois métodos cada vez mais populares para gerir o stress. Muitos estudos negligenciaram a incorporação na sua investigação das consequências neurobiológicas destes comportamentos na reatividade ao stress, o que é evidente no seu estudo. Este estudo analisa a forma como as práticas de yoga asana, com e sem redução do stress baseada na atenção plena, afectam os indicadores fisiológicos do stress quando comparadas com o controlo ativo. Este estudo mostrou a importância de verificar a eficácia destas intervenções, dada a frequência com que as pessoas as escolhem como estratégia de auto-gestão.

Prasad *et al.*, (2016) analisaram o impacto de seis semanas de ioga e meditação na perceção do stress e do bem-estar dos estudantes de medicina antes dos exames. Realizaram um estudo prospetivo de caso-controlo na sua instituição académica com estudantes de medicina do primeiro ao terceiro ano, avaliando os níveis de stress comunicados e a sensação de bem-estar antes e depois de uma intervenção de seis semanas de ioga e meditação. Os resultados do seu inquérito de autoavaliação após a intervenção de ioga revelaram uma melhoria considerável nos sentimentos de calma, concentração e resistência. Também se registaram melhorias em termos de prazer, positivismo, satisfação pessoal e autoconfiança.

Sharma (2014) analisou estudos realizados entre 2011 e maio de 2013 para determinar se o ioga é uma estratégia útil para a redução do stress. Os artigos quantitativos que incluíam todas as escolas de ioga foram incluídos numa pesquisa exaustiva nas bases de dados Medline, CINAHL e Alt Health Watch. Um total de 17 artigos foi considerado para o estudo, a fim de manifestar a utilidade do ioga na redução do stress. A maioria (n = 12) dos 17 estudos mostrou resultados favoráveis nas medidas de resultados psicológicos ou fisiológicos relacionados com o stress. Dois estudos encontraram um papel negativo do ioga na gestão do stress, enquanto os resultados de três investigações foram inconsistentes.

Bansal ***et al.*****, (2013)** avaliaram o efeito de uma intervenção breve e estruturada de ioga na saúde mental dos estudantes de MBBS. O Questionário de Saúde Geral foi utilizado para avaliar os estudantes na linha de base e após um mês de instrução específica de ioga. O resultado do estudo mostrou que os estudantes relataram um maior bem-estar físico e mental, e a diferença mostrou-se extremamente significativa. A conclusão do estudo é que a saúde geral e mental dos estudantes de BDM pode ser melhorada através de uma sessão de ioga breve e direcionada.

Shankarapillai ***et al.*****, (2012)** examinaram a eficácia do ioga na redução da perturbação de ansiedade generalizada dos estudantes de medicina dentária antes da realização da sua primeira cirurgia periodontal. No departamento de periodontia da Faculdade de Medicina Dentária do Pacífico, Udaipur, Índia, foi efectuado um estudo controlado e aleatório (pré-pós-teste). De acordo com os resultados deste estudo, a respiração iogue reduz significativamente os níveis de ansiedade traço dos estudantes de medicina dentária.

6. 3Objectivo

Estudar a relação entre o ioga, a meditação e a gestão do stress na gestão dos cuidados ao doente durante a covid-19.

6.4 Metodologia

O estudo utiliza uma conceção de investigação descritiva e transversal. Foram utilizadas técnicas de amostragem por conveniência nesta investigação. A população deste estudo é constituída pelos residentes de Gurugram e de Deli NCR. Os inquiridos são todos os indivíduos que foram testemunhas desta pandemia desastrosa. Foi distribuído um questionário estruturado para recolher respostas. O questionário foi elaborado com base na literatura disponível. O questionário foi administrado a 131 inquiridos, mas apenas 97 respostas foram consideradas para o estudo devido à ausência de resposta ou a respostas incompletas. Todas as perguntas do questionário se baseiam numa escala nominal. Para analisar a relação entre o ioga, a meditação e a gestão do stress na gestão dos cuidados ao doente durante a covid, foi utilizado neste estudo um teste de qui-quadrado.

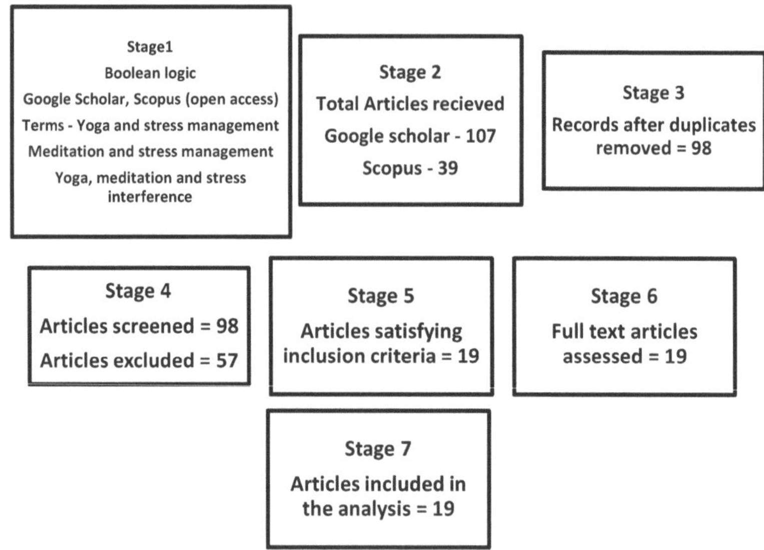

6.5 Hipótese

A hipótese geral do teste do qui-quadrado é conhecer a diferença significativa entre a frequência observada e a frequência esperada.

6.6Conclusões e resultados

6.6.1 Medidas

A primeira secção do questionário consistia numa pergunta de escolha múltipla sobre factores como o sexo, o estado civil e a idade, o local de residência, o tipo de residência e o tipo de família, e perguntava aos inquiridos se praticavam ioga e meditação durante a pandemia.

A segunda parte do questionário baseava-se em parâmetros como o estilo de ioga e de meditação mais praticado, o tempo médio e a frequência da prática e outras questões relacionadas com o modo como o ioga e a meditação os ajudaram durante a pandemia (por exemplo, sentiram-se mais descontraídos, destemidos, confiantes, mais tranquilos, com imunidade elevada, activos e com mais energia devido à prática do ioga e da meditação).

6.6.2 Análise estatística

A análise foi efectuada com recurso ao software SPSS (Statistical package for social science). Foram utilizadas frequências absolutas e relativas para caraterizar as variáveis categóricas. O teste do qui-quadrado foi utilizado para examinar a relação entre o ioga, a prática de meditação e os resultados relacionados com a saúde mental. O nível de significância foi estabelecido em 0,05.

6.6.3 Resultados

34 inquiridos foram excluídos devido a informação incompleta ou em falta. Um total de 97 inquiridos completou o inquérito, dos quais 61 inquiridos eram os que praticavam ioga e meditação e 36 eram os que não tinham praticado ioga e meditação durante o período pandémico. Os resultados do teste do qui-quadrado são apresentados no Quadro 6.1 a Quadro 6.5.

Foi efectuado o teste do qui-quadrado para determinar a relação entre as afirmações relacionadas com o ioga e a meditação e as suas variáveis demográficas, como o sexo, a idade, o estado civil, o tipo de família e o tipo de residência. As afirmações (Considera que o ioga e a meditação foram úteis durante a pandemia para obter alívio, Considera que o ioga e a meditação desempenharam um papel importante na proteção contra a pandemia, Considerei a meditação e a prática de ioga úteis durante a pandemia, Sinto-me mais esperançado após o ioga e a meditação, Sinto que tenho mais controlo sobre a minha vida após o ioga e a meditação, Senti-me mais em paz após o ioga e a meditação, Sinto-me mais descontraído depois da meditação e do ioga, senti-me destemido durante o coronavírus devido à prática rotineira de ioga e meditação, vi que o meu nível de imunidade era elevado devido ao ioga e à meditação e senti-me ativo e enérgico durante o coronavírus devido à prática de ioga e meditação) que se enquadravam na mesma categoria fundiram-se e criaram uma nova variável designada por bem-estar mental.

Hipótese 1 (H_0): Não existe uma Relação Significativa entre o Género e o Diagnóstico de Coronavírus durante o Período Pandémico

Neste estudo, 28,9% dos inquiridos eram do sexo masculino, dos quais 57,89% tinham sido diagnosticados com o coronavírus durante a pandemia. 71,1% eram do sexo feminino e 9,3% tinham sido diagnosticados com o coronavírus durante a pandemia. Na Tabela 6.1, o teste do qui-quadrado é realizado entre os géneros e o diagnóstico de coronavírus durante a pandemia.

O valor do qui-quadrado é 0,000, que é inferior a 0,05, pelo que a hipótese nula é rejeitada. Assim, o estudo pode concluir que existe uma relação significativa entre os géneros diagnosticados com o coronavírus durante a pandemia.

Tabela 6.1: Testes Qui-Quadrado da Hipótese 1

	Valor	df	Asymp. Sig. (2 lados)	Sig. exato (2 lados)	Sig. exato (1 lado)
Qui-quadrado de Pearson	16.965[a]	1	.000		
Correção de continuidade	14.419	1	.000		
Rácio de verosimilhança	16.130	1	.000		
Teste exato de Fisher				.000	.000
Associação linear por linear	16.692	1	.000		
N de casos válidos	62				

a. 1 células (25,0%) têm uma contagem esperada inferior a 5. A contagem mínima esperada é de 4,60.

b. Calculado apenas para uma tabela 2x2

Hipótese 2 (H_0): Não existe Relação Significativa entre o Estado Civil e a Prática de Yoga e Meditação Durante o Período Pandémico

Neste estudo, 59,8% dos inquiridos eram solteiros, dos quais 87,9% tinham praticado ioga e meditação. 40,2% eram casados e 26,3% eram os que praticavam ioga e meditação e os restantes não optaram pela prática de ioga e meditação durante a pandemia. No Quadro 6.2, é efectuado o teste do qui-quadrado entre o estado civil e a prática de ioga e meditação e testada a hipótese. O valor do qui-quadrado é 0,000, ou seja, inferior a 0,05. Por conseguinte, rejeitamos a hipótese nula. Por conseguinte, o estudo conclui que existe uma relação significativa entre o estado civil e a prática do ioga e da meditação.

Quadro 6.2: Testes de qui-quadrado da hipótese 2

	Valor	df	Asymp. Sig. (2 lados)	Sig. exato (2 lados)	Sig. exato (1 lado)
Qui-quadrado de Pearson	37.624[a]	1	.000		
Correção de continuidade	35.011	1	.000		
Rácio de verosimilhança	39.430	1	.000		
Teste exato de Fisher				.000	.000
Associação linear por linear	37.232	1	.000		
N de casos válidos	96				

a. 0 células (0,0%) têm uma contagem esperada inferior a 5. A contagem mínima esperada é 13,85.

b. Calculado apenas para uma tabela 2x2.

Hipótese 3 (H_0): Não existe Relação Significativa entre o Estado Civil e o Diagnóstico de Coronavírus durante o Período Pandémico

Neste estudo, 59,8% dos inquiridos eram solteiros, dos quais 17,3% tinham sido diagnosticados com o coronavírus durante o período da pandemia. 40,2% eram casados e 60% tinham sido diagnosticados com o coronavírus durante o período da pandemia. No quadro 6.3, é realizado o teste do qui-quadrado entre o estado civil e o diagnóstico de coronavírus durante a pandemia. O valor do qui-quadrado é 0,004, que é inferior a 0,05. Por conseguinte, rejeitamos a hipótese nula. Por conseguinte, o estudo conclui que existe uma relação significativa entre o estado civil e as pessoas a quem foi diagnosticado o coronavírus durante o período da pandemia.

Tabela 6.3: Testes de qui-quadrado da hipótese 3

	Valor	df	Asymp. Sig. (2 lados)	Sig. exato (2 lados)	Sig. exato (1 lado)
Qui-quadrado de Pearson	8.335[a]	1	.004		
Correção de continuidade	6.170	1	.013		
Rácio de verosimilhança	7.233	1	.007		
Teste exato de Fisher				.009	.009
Associação linear por linear	8.201	1	.004		
N de casos válidos	62				

a. 1 células (25,0%) têm uma contagem esperada inferior a 5. A contagem mínima esperada é 2,42.

b. Calculado apenas para uma tabela 2x2

Hipótese 4 (H_0): Não existe Relação Significativa entre o Bem-Estar Mental e a Prática de Yoga e Meditação durante o Período Pandémico

Foi realizado um teste do qui-quadrado entre o bem-estar mental e a prática de ioga e meditação durante o período pandémico. Os resultados do teste mostram que 98,38% das pessoas que praticaram ioga estavam mentalmente bem entre todos os inquiridos dos quais foram recolhidos dados. O valor do qui-quadrado é 0,000, ou seja, inferior a 0,05. Por conseguinte, rejeitamos a hipótese nula. Por conseguinte, o estudo conclui que existe uma relação significativa.

Tabela 6.4: Testes Qui-Quadrado da Hipótese 4

	Valor	Df	Asymp. Sig. (2 lados)
Qui-quadrado de Pearson	30.492[a]	6	.000
Rácio de verosimilhança	7.465	6	.280
Associação linear por linear	3.190	1	.074
N de casos válidos	62		

a. 12 células (85,7%) têm uma contagem esperada inferior a 5. A contagem mínima esperada é 0,02.

Hipótese 5 (H_0): Não existe uma Relação Significativa entre o Bem-Estar Mental e o Tipo de Residência

Neste estudo, 70,49% dos inquiridos são residentes em casas individuais, 13,11% são residentes em apartamentos e 16,39% são residentes em casas de habitação. Foi efectuado um teste do qui-quadrado entre o bem-estar mental e o tipo de residência. Os resultados do teste mostram que os residentes de casas individuais têm mais bem-estar mental do que os residentes de apartamentos e de casas de habitação. O valor do qui-quadrado é 0,035, que é inferior a 0,05. Assim, rejeitamos a hipótese nula. Por conseguinte, o estudo conclui que existe uma relação significativa.

Quadro 6.5: Testes de qui-quadrado da hipótese 5

	Valor	Df	Asymp. Sig. (2 lados)
Qui-quadrado de Pearson	22.254[a]	12	.035
Rácio de verosimilhança	18.917	12	.091
Associação linear por linear	7.963	1	.005
N de casos válidos	61		

a. 18 células (85,7%) têm uma contagem esperada inferior a 5. A contagem mínima esperada é 0,13.

6.7 Conclusão

Este estudo sobre o ioga, a meditação e a gestão do stress durante a pandemia forneceu algumas conclusões cruciais. Em primeiro lugar, os homens não praticaram ioga durante uma pandemia. A razão pode ser o facto de terem um horário de trabalho muito preenchido. Em segundo lugar, um número muito reduzido de pessoas casadas praticou ioga e meditação, em comparação com as pessoas solteiras. As pessoas casadas foram diagnosticadas com o coronavírus durante a pandemia. A única razão foi o facto de não terem praticado ioga e meditação. Em terceiro lugar, o tipo de residência tem uma influência significativa no bem-estar mental e na gestão do stress. Os residentes de casas individuais apresentavam bem-estar mental e eram capazes de gerir eficazmente o seu nível de stress, em comparação com os residentes de apartamentos. Em quarto lugar, as pessoas que praticaram ioga e meditação durante a pandemia apresentavam bem-estar mental e uma boa gestão do stress. Isto indica que níveis mais elevados de prática de ioga e meditação estavam associados a uma melhor gestão do stress durante a pandemia de COVID-19. Este estudo tem algumas limitações. O estudo é de natureza transversal, pelo que não é possível estabelecer uma relação de causa e efeito. O método de amostragem por conveniência foi utilizado para a recolha de dados através de um questionário. As unidades de amostragem não são selecionadas aleatoriamente, o que pode não representar a totalidade da população. Este facto pode causar enviesamentos nos resultados. O período de pandemia do coronavírus foi tomado em consideração, não tendo sido considerado qualquer problema mental anterior à pandemia. Os dados são recolhidos apenas sobre o período pandémico, o que pode não se generalizar para o período não pandémico. Em conclusão, a investigação revelou que, durante a pandemia de COVID-19, a prática da meditação e do ioga estava associada a níveis mais elevados de saúde mental e a uma melhor gestão do stress. Assim, o estímulo à prática da meditação e do ioga pode melhorar a saúde mental das pessoas. Além disso, o estudo concluiu que a prática da meditação e do ioga era mais prevalente entre as mulheres solteiras que residiam em casas individuais.

6.8 Direcções futuras

Com base no presente estudo, a investigação futura poderá examinar o impacto do ioga e da meditação na gestão do stress num período não pandémico. A investigação futura pode também considerar outros aspectos, juntamente com o ioga e a meditação, para testar a gestão do stress.

6.9 Referências

Bansal R, Gupta M, Agarwal B, Sharma S. Impact of Short Term Yoga Intervention on Mental Well-Being of Medical Students Posted in Community Medicine: Um Estudo Piloto. *Indian J Community Med* 2013; 38(2): 105.

Ciezar-Andersen SD, Hayden KA, King-Shier KM. Uma revisão sistemática das intervenções de ioga para ajudar profissionais e estudantes de saúde. *Complem Therap Med*, 2021; 58: 102704.

Cocchiara RA, Peruzzo M, Mannocci A, Ottolenghi L, Villari P, Polimeni A, La Torre G. The use of Yoga to Manage Stress and Burnout in Healthcare Workers: Uma revisão sistemática. *J Clin Med* 2019; 8(3): 284.

Crosswell L, Yun GW. Examinar a meditação virtual como uma estratégia de gestão do stress nos campus universitários através de uma investigação longitudinal e quase-experimental. *Behav Inform Technol* 2022; 41(4): 864-878.

Dos Santos GM, Verlengia R, Ribeiro AG, Corrêa CA, Ciuldim M, Crisp AH. Yoga e saúde mental entre os praticantes brasileiros durante o COVID-19: Uma pesquisa transversal baseada na Internet. *Sports Med Health Sci* 2022; 4(2): 127-132.

Gupta R, Arora R, Grover R. Eficácia da Meditação Mantra como um fenômeno neurofisiológico para o gerenciamento do estresse em estudantes de medicina de graduação. *National J Physiol Pharm Pharmacol* 2021; 11(6): 558-566.

Harne BP, Tahseen AA, Hiwale AS, Dhekekar RS. Inquérito sobre a Meditação Om: Seus efeitos no corpo humano e a meditação Om como uma ferramenta para o gerenciamento do estresse. *Psychol Thought* 2019; 12(1): 1-12.

Hepburn SJ, Carroll A, McCuaig-Holcroft L. Uma intervenção complementar para promover o bem-estar e a gestão do stress para professores em início de carreira. *Int J Environ Res Public Health* 2021; 18(12): 6320.

Hu X, McGeown S. Exploring the Relationship between Foreign Language Motivation and Achievement among Primary School Students Learning English in China [Explorando a relação entre a motivação e o sucesso em línguas estrangeiras entre alunos do ensino primário que aprendem inglês na China]. *System* 2020; 89: 102199.

Oman D, Hedberg J, Thoresen CE. A Meditação da Passagem reduz o Stress Percebido em Profissionais de Saúde: A Randomized, Controlled Trial. *J Consul Clin Psychol* 2006; 74(4): 714.

Pascoe MC, Thompson DR, Ski CF. Yoga, Redução de Stress Baseada em Mindfulness e Medidas Fisiológicas Relacionadas com o Stress: Uma Meta-Análise. *Psiconeuroendocrinol* 2017; 86: 152-168.

Pokhrel S, Chhetri R. Uma revisão da literatura sobre o impacto da pandemia de COVID-19 no ensino e na aprendizagem. *Ensino Superior para o Futuro*, 2021; 8(1): 133-141.

Prasad L, Varrey A, Sisti G. Níveis de stress e sensação de bem-estar dos estudantes de medicina após seis semanas de ioga e meditação. *Comp Alter Med* 2016 *baseado em evidências*.

Rasania, S. K. Um estudo transversal do bem-estar mental com a prática de ioga e meditação durante a pandemia de COVID-19. *J Family Med Primary Care* 2021; 10(4): 1576.

Sarkar S, Sa B, Singh K, Gaur U, Bharatha A, Victor V, Majumder MAA. Efeitos psicofisiológicos do Yoga na gestão do stress entre estudantes de medicina e profissionais de saúde aliados durante a pandemia COVID-19: Uma Revisão Narrativa. *Adv Human Biol* 2021; 11(4): 3.

Seeman TE, Dubin LF, Seeman M. Religiosidade/Espiritualidade e Saúde: A Critical Review of the Evidence for Biological Pathways. *American Psychol* 2003; 58(1): 53.

Shankarapillai R, Nair MA, George R. The Effect of Yoga in Stress Reduction for Dental Students Performing their First Periodontal Surgery: Um Estudo Controlado Randomizado. *Int J Yoga* 2012; 5(1): 48.

Sharma M. Yoga as an Alternative and Complementary Approach for Stress Management: Uma Revisão Sistemática. *J Evidence-Based Complement Alter Med* 2014; 19(1): 59-67.

Thibodeaux N, Rossano MJ. Meditação e Função Imunitária: O impacto do gerenciamento do estresse no sistema imunológico. *OBM Integrative Comp Med*, 2018; 3(4): 1.

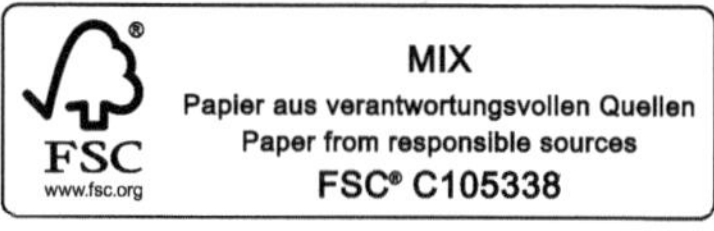

Printed by Books on Demand GmbH, Norderstedt / Germany